シンプル
理学療法学
シリーズ

日常生活
活動学
テキスト

改訂第3版

監修
細田多穂
編集
河元岩男
坂口勇人
村田　伸

南江堂

■ 監 修 ■

細田多穂 ほそだ かずほ 埼玉県立大学 名誉教授

■ 編 集 ■

河元岩男 かわもと いわお 福岡天神医療リハビリ専門学校理学療法学科 学科長
坂口勇人 さかぐち はやと 星城大学リハビリテーション学院 学院長
村田 伸 むらた しん 京都橘大学健康科学部理学療法学科 教授

■ 執筆者（掲載順）■

河元岩男 かわもと いわお 福岡天神医療リハビリ専門学校理学療法学科 学科長
大城昌平 おおぎ しょうへい 聖隷クリストファー大学リハビリテーション学部理学療法学科 教授
重森健太 しげもり けんた 関西福祉科学大学保健医療学部リハビリテーション学科 教授
矢倉千昭 やぐら ちあき 聖隷クリストファー大学リハビリテーション学部理学療法学科 教授
村田 伸 むらた しん 京都橘大学健康科学部理学療法学科 教授
坂口勇人 さかぐち はやと 星城大学リハビリテーション学院 学院長
加藤真弓 かとう まゆみ 愛知医療学院短期大学リハビリテーション学科 教授
小出益徳 こいで よしのり ユマニテク医療福祉大学校 副校長
溝田勝彦 みぞた かつひこ 西九州大学リハビリテーション学部リハビリテーション学科 特任教授
小谷 泉 こたに いずみ 長崎リハビリテーション学院理学療法学科 学科長
杉本 諭 すぎもと さとし 東京国際大学医療健康学部理学療法学科 教授
林 弘康 はやし ひろやす 八王子保健生活協同組合城山病院リハビリテーション部 部長
安彦鉄平 あびこ てっぺい 京都橘大学健康科学部理学療法学科 准教授

「シンプル理学療法学シリーズ」監修のことば

　近年，超高齢社会を迎え，理学療法士の需要が高まるとともに，理学療法士養成校数・学生数が急激に増加している．現代の理学療法教育には，この理学療法士を目指す多くの学生に対する教育の質を保証し，教育水準の向上および均質化に努める責務がある．

　しかし既存の教科書は，教育現場の実際を重視するというよりも，著者の意向・考え方を優先するきらいがあり，各疾患別理学療法のアプローチを個々に暗記する形式のものが多い．一方で，学生には，学習した内容を単に"暗記する"ということだけではなく，"理解して覚える"ということが求められている．そのため講義で学んだ知識・技術を確実に理解できる新しい形の教科書が望まれている．そこで，これらを具現化したものが「シンプル理学療法学シリーズ」である．

　編集にあたっては本シリーズの特長を次のように設定し，これらを過不足のないように盛り込むことを前提とした．

1. 理学療法の教育カリキュラムに準拠し，教育現場での使いやすさを追求する．
2. 障害を系統別に分類し，障害を引き起こす疾患の成り立ちを解説した上で，理学療法の基礎的なガイドラインを提示する．このことにより，基本的な治療原則を間違えずに，的確な治療方法を適応できる思考を養えるようにする．
3. 実際の講義に即して，原則として1章が講義の1コマにおさまる内容にまとめる．演習，実習，PBL（問題解決型学習）の課題を適宜取り込み，臨床関連のトピックスを「memo」としてコラム形式で解説する．また，エビデンスについても最新の情報を盛り込む．これらの講義のプラスアルファとなる内容を教員が取捨選択できるような構成を目指し，さらに，学生の自習や発展学習にも対応し，臨床に対する興味へつながるように工夫する．
4. 網羅的な教科書とは異なり，理学療法士を目指す学生にとって必要かつ十分な知識・技術を厳選する．長文での解説は避け，箇条書きでの簡潔な解説と，豊富な図表・写真を駆使し，多彩な知識をシンプルに整理した理解しやすい紙面構成になるように努める．
5. 学生の理解を促すために，キーワード等により重要なポイントがひとめでわかるようにする．また，予習・復習に活用できるように，「調べておこう」，「学習到達度自己評価問題」などの項目を設け，能動学習に便宜をはかる．

　また，いずれの理学療法士養成校で教育を受けても同等の臨床遂行能力が体得できるような，標準化かつ精選された「理学療法教育ガイドライン＝理学療法教育モデル・コアカリキュラム」となり得ることをめざした．これらの目的を達成するために，執筆者として各養成施設で教鞭をとられている実力派教員に参加いただいたことは大変に意義深いことであった．

　改訂第2版では，以上の編集方針に加えて，さらにわかりやすさに重きを置いた紙面構成・デザインの一部変更（脇スペースを活用して欧文スペルや用語解説を掲載するなどの工夫）を行った．

　シリーズ発刊からちょうど10年が経過し，このたび改訂第3版の刊行の運びとなった．改訂第3版では，これまで多くの支持を得ている本シリーズの基本方針はそのままに，時流に乗った教科書であり続けるよう本文をフルカラー化して視覚的理解の促進にいっそうの重点を置いた．

　既存の教科書の概念を刷新した本シリーズが，学生の自己研鑽に活用されることを切望するとともに，理学療法士の養成教育のさらなる発展の契機となることを期待する．

　最後に，発刊・編集作業においてご尽力をいただいた諸兄に，心より感謝の意を表したい．

平成29年11月　　　　　　　　　　　　　　　　　埼玉県立大学名誉教授　細田　多穂

改訂第3版の序

　『シンプル理学療法学シリーズ　日常生活活動学テキスト』は，初版発行より8年，改訂第2版発行より5年が経過した．改訂第2版では，教育現場でのさらなる使いやすさの追求，動作分析の視点の充実，「本書の使い方」フローチャートの追加を基本方針とした．改訂第3版は改訂第2版の方針と同様のスタンスで検討し，構成など含めて大規模改訂を断行した．

　今回の改訂内容は以下のとおりである．

1. 最大の特徴は，2色から4色へ移行したことである．それに対応し，わかりやすさの視点で特に図表を多く取り入れ，かつ可能な限りオリジナルな図表を作成し，理解しやすいように工夫した．

2. 一般目標，行動目標を内容に沿うよう重要項目に絞り込みを行った．

3. 文章表現を全章にわたり見直し，可能な限り平易とした．また，用語の統一感を整理し，理解しやすくした．

4. 改訂第2版の14章と15章を統合して1つの章とし，新たに15章は総まとめとして疾患別ADLの症例演習を追加した．症例は，中枢神経疾患（脳卒中片麻痺の軽症例と難渋症例），大腿骨頸部骨折後人口骨頭置換術後の脱臼肢位への注意を含んだ症例，人工肘関節置換術後の関節リウマチに対するIADLへの取り組みの考えかたの実臨床で遭遇する可能性の高い4症例を提示した．

5. 総論に健康関連QOLとセルフエフィカシーを追加した．リハビリテーションの最終目標は最高のQOLである．QOLのとらえ方として健康関連QOLであるSF36とセルフエフィカシーを紹介した．

6. 改訂第2版では，基本動作の項目において，項目や内容の整理が十分でなく使用しにくい構成になっていたため，本改訂では項目立てを「総論」，「起居動作」，「移動動作」，「歩行」として不足や重複を改善した．

　また，改訂第2版と同様「本書の使い方」フローチャートを今回の改訂に合わせ変更し，より活用しやすくした．

　本書を通じて，多くの学生が日常生活活動学に興味を持ち，理解が深まることを期待する．今後も講義される先生方や学生諸君には忌憚のないご意見・ご批評をいただければ幸いである．

　最後に，改訂にあたりさまざまなご助言をいただいた埼玉県立大学 細田多穂名誉教授，ならびに編集のお手伝いをいただいた南江堂の提坂友梨奈氏と吉野正樹氏に感謝の意を表したい．

　　　令和元年7月

　　　　　　　　　　　　　　　　　　　　　　　　　　　　　　　　河元　　岩男
　　　　　　　　　　　　　　　　　　　　　　　　　　　　　　　　坂口　　勇人
　　　　　　　　　　　　　　　　　　　　　　　　　　　　　　　　村田　　　伸

初版の序

　本書は，主に理学療法士を目指す学生向けの教科書として作成したものである．ADL とは，Activities of Daily Living の略で，日常生活活動と訳される．理学療法は運動療法 therapeutic exercise と物理療法 physical agents に大別されるが，ADL も並行して評価，練習，指導される．

　ADL とは，日常的に行われる身の回り動作である食事，更衣，整容，排泄，入浴の各動作からなる．その評価，練習，指導では疾病などの原因によって動作ができなくなった対象者に対して，動作の工夫，補装具・自助具の活用，住環境整備などを行い各動作の再獲得を目指す．つまり毎日の日常生活の再獲得である．とくに，評価にあたっては単に能力的に可能か否か（できる ADL）というだけでなく，実際の生活のなかで行っているか否か，言い換えれば行えているか否か（している ADL）という点についての検討が重要である．そのためには，ある目的をもって周囲の環境や物に働きかける「行為」そのものを見る必要がある．したがって，その行為ができるか否かは，環境やその人自身の意思によっても左右され，客観的に分析しにくい側面がある．

　ADL は，WHO の国際生活機能分類 international classification of functioning, disability and health（ICF）において活動制限 activity limitation に対する直接的な評価，練習，指導に位置づけられる．また，これは医学的リハビリテーションの目標を決定するうえで，最も重要な核となる．目標を決定するうえでは，リハビリテーションチームである医師，看護師，作業療法士，言語聴覚士，ケースワーカーなど多職種間との検討，調整が必要であるが，ADL は共通の理念として活用されることになる．理学療法士は，「できる ADL」と「している ADL」を分析し，患者の利益につながるようにカンファレンスで検討内容を報告できる必要があり，最終的にはリハビリテーション医療の最終目標である最高の QOL へと発展させていくこととなる．

　ADL の評価およびその改善のための理学療法プログラムは，直接的に患者の利益に結びつくところであり，ADL に関する用語は他職種間とのコミュニケーションツールとしても重要といえる．つまり理学療法士は ADL を扱うにあたり，起居，移動動作，歩行を含む身の回り動作再獲得のための評価，練習，指導を理解し，実践，報告できる必要があり，それらを習得していくためには以下の項目を学習する必要がある．

　①ADL の概念
　②ADL 評価の考え方と実際
　③補装具の理解と活用法
　④起居，移動，歩行の分析と動作の工夫への応用
　⑤ADL を支援する機器の理解と活用法
　⑥住環境整備についての理解と活用法
　⑦ADL 練習・指導の考え方
　⑧疾患別 ADL の考え方と実際

　以上の点を考慮し，本書の構成は①～⑧の流れとなっているが，⑥「住環境整備についての理解と活用法」と⑧「疾患別 ADL の考え方と実際」の間に①～⑥の整理として「ADL 練習・指導の考え方」としてまとめを入れた．

⑧の「疾患別 ADL の考え方と実際」では，遭遇しやすい疾患と高齢者を取り上げた．

本書を最初から学習していくことで，無理なく ADL についての基本的な理解と実践ができるように工夫してある．

平成 22 年 12 月

河元　岩男
坂口　勇人
村田　　伸

目　次

1

総　論 .... 河元岩男　1

A ADLの概念 1
　1 理学療法，リハビリテーション概念の歴史
　　およびADL概念形成 1
　　a. 理学療法の確立 1
　　b. リハビリテーションの歴史およびADL概念形成 ... 3
　　c. わが国におけるADL概念 4
　2 ADLの範囲と項目 4
　3 リハビリテーション医療のなかでのADL ... 6
B ADLとICF 7
　1 ICFの理念 7
　2 ICFの構造とADL 7
　　a. ICFの構造と要素 7
　　b. ICF構造の特徴 7
　　c. ICFの定義 8
　　d. ADLとの関係，考え方 11
C ADLとQOL 12
　1 QOLの概念と構造 12
　　a. QOLの概念 12
　　b. QOLの構造 13
　　c. 客観的QOLと主観的QOLの関係 14
　　d. 健康関連QOL 14
　　e. 自己効力感 15
　2 ADLとQOL 16
D 理学療法にとってのADLの位置づけ ... 16
　1 理学療法の過程とADL 16
　2 ADL練習・指導の考え方 18
　3 時間的経過のなかでのADL練習・指導 19

2

ADL評価とその実際① ADL評価の概要と評価法 ...... 大城昌平，重森健太，矢倉千昭　21

A ADL評価の歴史 21
　1 ADL評価の歴史 21
　2 国際分類（ICIDHとICF） 22
B ADL評価の目的 22
　1 活動状況（ADL）の把握 22
　2 理学療法プログラムの考案 22
　3 理学療法効果の判定と見直し 23
　4 社会復帰計画の立案 23
　5 施設間や他職種との情報交換 23
　6 理学療法研究 23
C ADL評価の尺度 23
D ADL評価のポイント 24
　1 ADLの実用性 24
　2 「できるADL」と「しているADL」 25
　　a. 物的環境要因の相違 25
　　b. 心理的要因の相違 25
　　c. 人的環境要因の相違 26
　3 動作分析の視点 26
　4 疲労への配慮 26
E 理学療法経過の時期別ADL評価の意義 ... 26
　1 急性期におけるADL評価 26
　2 回復期におけるADL評価 26
　3 維持期におけるADL評価 27
F さまざまなADL評価 27
　1 バーセルインデックス（BI） 27
　　a. 特　徴 27
　　b. 項目と尺度 27
　2 機能的自立度評価法（FIM） 27
　　a. 特　徴 27
　　b. 項目と尺度 27
　3 ケニー式セルフケア評価 28

a. 特　徴	28
b. 項目と尺度	28

④ PULSES プロフィル改訂版 …………… 28
　　　a. 特　徴 ………………………………… 28
　　　b. 項目と尺度 …………………………… 28

⑤ カッツインデックス ………………… 30
　　　a. 特　徴 ………………………………… 30
　　　b. 項目と尺度 …………………………… 30

⑥ ロートンのIADLスケール ………… 31
　　　a. 特　徴 ………………………………… 31
　　　b. 項目と尺度 …………………………… 31

⑦ 老研式活動能力指標 ………………… 32
　　　a. 特　徴 ………………………………… 32
　　　b. 項目と尺度 …………………………… 32

⑧ 子どものための機能的自立度評価法
　　（WeeFIM） ………………………… 32
　　　a. 特　徴 ………………………………… 32
　　　b. 項目と尺度 …………………………… 33

⑨ リハビリテーションのための子どもの
　　能力低下評価法（PEDI） ………… 33
　　　a. 特　徴 ………………………………… 33
　　　b. 項目と尺度 …………………………… 34

⑩ 障害高齢者の日常生活自立度（寝たきり度）
　　評価 …………………………………… 36
　　　a. 特　徴 ………………………………… 36
　　　b. 項目と尺度 …………………………… 36

⑪ 認知症高齢者の日常生活自立度 …… 36
　　　a. 特　徴 ………………………………… 36
　　　b. 項目と尺度 …………………………… 36

3

ADL評価とその実際②動作分析の視点
………………… 大城昌平，重森健太，矢倉千昭　**37**

A　理学療法のなかの動作観察，動作分析の
　　位置づけ ………………………………… 37
B　動作観察，動作分析の方法 …………… 38
　　a. 自然な動作の観察とその解釈 ……… 38
　　b. 正常動作や力学的側面の理解 ……… 39
　　c. 観察した動作の相ごとの分析 ……… 40

　　d. 実用性の要素の分析 ………………… 41
C　動作観察，動作分析の実際 …………… 41
D　機器を用いた動作分析 ………………… 43
E　身の回り動作の分析 …………………… 43

4

ADL評価とその実際③バーセルインデックス（BI）……… 大城昌平，重森健太，矢倉千昭　**45**

A　バーセルインデックスの歴史 ………… 45
B　バーセルインデックスの特徴 ………… 45
　① バーセルインデックスの利点 ……… 46
　② バーセルインデックスの欠点 ……… 46
C　バーセルインデックスの評価項目と尺度 ·· 48
　① 食　事 ………………………………… 48
　　　a. 自立（10点） ………………………… 48
　　　b. 部分介助（5点） …………………… 48
　　　c. 全介助（0点） ……………………… 48
　② 車いす・ベッド間の移乗 …………… 48
　　　a. 自立（15点） ………………………… 48
　　　b. 最小限の介助（10点） ……………… 48
　　　c. 移乗の介助（5点） ………………… 48
　　　d. 全介助（0点） ……………………… 48
　③ 整　容 ………………………………… 49
　　　a. 自立（5点） ………………………… 49
　　　b. 全介助（0点） ……………………… 49
　④ トイレ動作 …………………………… 50
　　　a. 自立（10点） ………………………… 50
　　　b. 部分介助（5点） …………………… 50
　　　c. 全介助（0点） ……………………… 50
　⑤ 入　浴 ………………………………… 50
　　　a. 自立（5点） ………………………… 50
　　　b. 全介助（0点） ……………………… 50
　⑥ 移　動 ………………………………… 50
　　　a. 自立（15点） ………………………… 50
　　　b. 部分介助（10点） …………………… 50
　　　c. 車いす使用（5点） ………………… 50
　　　d. 全介助（0点） ……………………… 51
　⑦ 階段昇降 ……………………………… 51
　　　a. 自立（10点） ………………………… 51

b. 部分介助（5点）……………………… 51
　　c. 全介助（0点）………………………… 51
　⑧更　衣 ……………………………………… 51
　　a. 自立（10点）…………………………… 51
　　b. 部分介助（5点）……………………… 51
　　c. 全介助（0点）………………………… 51
　⑨排便自制 …………………………………… 51
　　a. 自立（10点）…………………………… 51
　　b. 部分介助（5点）……………………… 52
　　c. 全介助（0点）………………………… 52
　⑩排尿自制 …………………………………… 52
　　a. 自立（10点）…………………………… 52
　　b. 部分介助（5点）……………………… 52
　　c. 全介助（0点）………………………… 52
D　バーセルインデックス評価の注意点 …… 52
E　バーセルインデックスの臨床活用 ……… 52
　①バーセルインデックスの総得点
　　（バーセルスコア）………………………… 52
　②ADL項目別自立度 ………………………… 53
　③バーセルインデックスの地域社会での利用 … 53
　④バーセルインデックスを用いたリハビリ
　　テーション介入の効果判定 ……………… 54

5

ADL評価とその実際④機能的自立度評価法（FIM） …… 大城昌平，重森健太，矢倉千昭　55

A　FIMの歴史 ………………………………… 55
B　FIMの特徴 ………………………………… 56
　①FIMの利点 ………………………………… 56
C　FIMの評価項目と尺度 …………………… 57
　①FIMの評価項目 …………………………… 57
　②FIMの評価尺度と点数 …………………… 57
D　FIMの運動項目の採点 …………………… 58
　①セルフケア ………………………………… 58
　　a. 食　事 ………………………………… 58
　　b. 整　容 ………………………………… 59
　　c. 清　拭 ………………………………… 59
　　d. 更衣（上半身）………………………… 59
　　e. 更衣（下半身）………………………… 60

　　f. トイレ動作 …………………………… 61
　②排泄コントロール ………………………… 61
　　a. 排尿管理 ……………………………… 61
　　b. 排便管理 ……………………………… 62
　③移　乗 ……………………………………… 62
　　a. ベッド，いす，車いす ……………… 62
　　b. トイレ ………………………………… 62
　　c. 浴槽，シャワー ……………………… 62
　④移　動 ……………………………………… 63
　　a. 歩行，車いす ………………………… 63
　　b. 階　段 ………………………………… 64
E　FIMの認知項目の採点 …………………… 65
　①コミュニケーション ……………………… 65
　　a. 理　解 ………………………………… 65
　　b. 表　出 ………………………………… 65
　②社会的認知 ………………………………… 65
　　a. 社会的交流 …………………………… 65
　　b. 問題解決 ……………………………… 66
　　c. 記　憶 ………………………………… 66
F　FIMの臨床活用 …………………………… 66
　①FIM得点の意味 …………………………… 66
　②FIM評価からの予後予測 ………………… 67
　③FIM項目別自立度 ………………………… 67
　④脳卒中患者の機能障害とFIM得点 ……… 68
　⑤FIM得点と介護時間との関係 …………… 69

6

補装具（移動補助具を中心に） …………………………………… 村田 伸　71

A　補装具とは ………………………………… 71
B　移動補助具の種類と適応 ………………… 72
C　杖の種類と構造 …………………………… 72
　①杖の種類 …………………………………… 72
　　a. グリップ ……………………………… 72
　　b. 支　柱 ………………………………… 72
　　c. 杖　先 ………………………………… 73
　　d. 杖先ゴム ……………………………… 73
　②杖の長さ …………………………………… 74
D　松葉杖の種類と構造 ……………………… 74

xii　目次

1 松葉杖の種類 ………………………… 74
2 松葉杖の構造 ………………………… 75
3 松葉杖の長さ ………………………… 76
E　その他の歩行補助具 …………………… 76
1 歩行器 ………………………………… 76
2 歩行車 ………………………………… 77
3 シルバーカー ………………………… 78
F　車いすの種類と構造 …………………… 78
1 手動式車いすの種類と特徴 ………… 78
a. 自走用車いす ……………………… 78
b. 介助用車いす ……………………… 79
2 車いすの基本的構造と名称 ………… 79
a. 身体支持部 ………………………… 79
b. 駆動部 ……………………………… 80
c. 車　輪 ……………………………… 80
d. フレーム …………………………… 80
e. 車いすクッション ………………… 81
3 車いすの採寸 ………………………… 82
a. シートの幅 ………………………… 82
b. シートの長さ ……………………… 82
c. シートの高さ ……………………… 82
d. バックサポートの高さ …………… 83
e. アームサポートの高さ …………… 83
f. フットサポートの高さ …………… 83
4 シーティング ………………………… 83
5 車いすのメンテナンス・チェックポイント … 83

7

基本動作①総論 ………… 坂口勇人　85

A　基本動作 ………………………………… 85
B　静的基本動作（姿勢保持動作）………… 86
1 臥　位 ………………………………… 86
2 座　位 ………………………………… 87
3 四つ這い位 …………………………… 87
4 高這い位 ……………………………… 87
5 膝立ち位 ……………………………… 87
6 立　位 ………………………………… 87
C　動的基本動作 …………………………… 88

1 起居動作 ……………………………… 89
2 移乗動作 ……………………………… 89
a. 座位での移乗 ……………………… 89
b. リフティング ……………………… 89
3 移動動作 ……………………………… 91
a. 臥　位 ……………………………… 91
b. 座　位 ……………………………… 91
c. 四つ這い位 ………………………… 91
d. 膝立ち位 …………………………… 91
e. 立　位 ……………………………… 91

8

基本動作②起居動作 ………… 加藤真弓　93

A　起居動作とは …………………………… 93
1 理学療法における起居動作の位置づけ … 93
2 起居動作の運動学的特徴 …………… 94
B　寝返り …………………………………… 94
1 寝返りの種類 ………………………… 94
2 背臥位⇔腹臥位 ……………………… 94
a. 背臥位から腹臥位へ ……………… 94
b. 腹臥位から背臥位へ ……………… 95
3 自立のためのポイント ……………… 95
C　起き上がり ……………………………… 96
1 起き上がりの種類 …………………… 96
2 正常な起き上がりパターン ………… 96
3 背臥位⇔長座位 ……………………… 96
a. 背臥位から長座位へ ……………… 96
b. 長座位から背臥位へ ……………… 96
4 背臥位⇔端座位 ……………………… 97
a. 背臥位から端座位へ ……………… 97
b. 端座位から背臥位へ ……………… 97
5 臥位から四つ這い位へ ……………… 98
a. 腹臥位から四つ這い位へ ………… 98
b. 背臥位から横座りを経由して四つ這い位へ … 98
6 自立のためのポイント（背臥位から長座位，
端座位へ）……………………………… 98
D　座　位 …………………………………… 99
1 基本的な座位姿勢 …………………… 99

目 次　xiii

②いろいろな座位の特徴 ……………………… 100
　a. 長座位 ……………………………………… 100
　b. 端座位 ……………………………………… 100
　c. いす座位 …………………………………… 100
③座りやすくするためのポイント
　（シーティング） …………………………… 101
　a. シーティングとその目的 ………………… 101
　b. 方　法 ……………………………………… 101
E　立ち上がり …………………………………… 101
①立ち上がりの種類 …………………………… 101
②端座位⇔立位 ………………………………… 102
　a. 端座位から立位へ ………………………… 102
　b. 立位から端座位へ ………………………… 102
③四つ這い位から立位へ ……………………… 102
　a. 膝立ち位を経由して立位へ ……………… 102
　b. 高這い位を経由して立位へ ……………… 103
④長座位から立位へ …………………………… 103
⑤自立のためのポイント ……………………… 103
　a. 端座位やいす座位から立ち上がる場合 ……… 103
　b. 床から立ち上がる場合 …………………… 104

9

基本動作③床上移動・車いす移動
………………………………… 小出益徳　107

A　床上移動の目的 ……………………………… 107
B　床上移動の種類 ……………………………… 107
①腹這い移動 …………………………………… 108
②四つ這い（高這い）移動 …………………… 108
③膝歩き移動 …………………………………… 108
④座位でのいざり移動，shuffling …………… 109
　a. 動作の流れ ………………………………… 109
　b. 援助のポイント …………………………… 109
C　車いす移動 …………………………………… 110
①操作の流れ …………………………………… 110
②援助のポイント ……………………………… 110
　a. キャスター上げ …………………………… 110
　b. 走　行 ……………………………………… 111
　c. 昇　降 ……………………………………… 112
　d. 溝をまたぐ ………………………………… 113

　e. 公共交通機関・自動車の利用のしかた ……… 114

10

基本動作④歩行 ………………… 坂口勇人　115

A　ADLと歩行 ………………………………… 115
B　歩行指導 ……………………………………… 116
①平行棒内歩行 ………………………………… 116
②T字杖歩行 …………………………………… 116
③松葉杖歩行 …………………………………… 119
　a. 片松葉杖歩行 ……………………………… 120
　b. 両松葉杖歩行 ……………………………… 120
　c. 注意点 ……………………………………… 122

11

身の回り動作 ………………… 溝田勝彦　125

A　身の回り動作とは …………………………… 125
B　食事動作 ……………………………………… 126
①意　義 ………………………………………… 126
②必要な要素 …………………………………… 127
　a. 姿勢保持 …………………………………… 127
　b. 食器および食事道具の操作 ……………… 127
　c. 食物の運搬 ………………………………… 127
　d. 取り込み …………………………………… 127
　e. 咀　嚼 ……………………………………… 128
　f. 嚥　下 ……………………………………… 128
C　トイレ動作 …………………………………… 128
①意　義 ………………………………………… 128
②必要な要素 …………………………………… 128
　a. 便器に対して適切な位置取り …………… 128
　b. 衣服を下げる ……………………………… 129
　c. 便器に座る ………………………………… 129
　d. 排　泄 ……………………………………… 129
　e. 後始末 ……………………………………… 129
　f. 衣服を上げる ……………………………… 129
　g. 便器から離れる …………………………… 130
D　入浴動作 ……………………………………… 130

xiv　目　次

　　　① 意　義 ……………………………… 130
　　　② 必要な要素 ………………………… 130
　　　　a. 浴室内での移動 ………………… 130
　　　　b. 浴槽への出入り ………………… 130
　　　　c. 湯につかる ……………………… 131
　　　　d. 洗　体 …………………………… 131
　　　　e. 洗　髪 …………………………… 132
　　　　f. 身体を拭く，髪を乾かす ……… 132
　E　整容動作 …………………………… 132
　　　① 意　義 ……………………………… 132
　　　② 必要な要素 ………………………… 132
　F　更衣動作 …………………………… 133
　　　① 意　義 ……………………………… 133
　　　② 必要な要素 ………………………… 133
　　　　a. 上衣の更衣 ……………………… 134
　　　　b. 下衣の更衣 ……………………… 134
　G　国際生活機能分類におけるセルフケア … 135

12

ADLを支援する機器 …………… 村田 伸　137

　A　福祉用具の種類とその機能 …………… 137
　　　① 移動に関する福祉用具 …………… 137
　　　② 就寝に関する福祉用具 …………… 138
　　　③ 排泄に関する福祉用具 …………… 140
　　　④ 入浴に関する福祉用具 …………… 141
　B　自助具の種類とその機能 …………… 143
　　　① 食事動作を助ける自助具 ………… 143
　　　② 整容動作を助ける自助具 ………… 144
　　　③ 更衣動作を助ける自助具 ………… 144
　　　④ 炊事動作を助ける自助具 ………… 144
　C　介護保険の適用となる福祉用具 …… 146

13

住環境整備 ………………… 小谷 泉　149

　A　住環境整備の意義と目的 …………… 149
　　　① 住環境整備の意義と目的 ………… 149

　　　② 住環境整備の手法 ………………… 149
　　　③ 国際生活機能分類と住環境整備との関連 …… 150
　　　④ 介護予防，自立支援を視点においた
　　　　　住環境整備のポイント ………… 150
　　　　a. ニーズの把握 …………………… 150
　　　　b. 日常生活の把握 ………………… 150
　　　　c. 心身機能の把握 ………………… 151
　　　　d. 住宅状況の把握 ………………… 151
　　　　e. 家族関係の把握 ………………… 152
　　　　f. プライバシーの確保 …………… 152
　　　　g. 経済状態の把握 ………………… 152
　　　　h. 他職種との連携 ………………… 152
　B　介護保険制度における住宅改修 …… 152
　　　① 支給限度基準額 …………………… 152
　　　② 住宅改修の種類 …………………… 152
　　　　a. 手すりの取りつけ ……………… 152
　　　　b. 段差の解消 ……………………… 153
　　　　c. 床や通路面の材料の変更 ……… 153
　　　　d. 扉の変更 ………………………… 153
　　　　e. 便器の取り替え ………………… 154
　　　　f. その他a〜eの住宅改修に付帯して必要となる
　　　　　住宅改修 ………………………… 154
　C　介護保険制度対象外の住宅改修 …… 154
　　　① 介護保険制度対象外の効果的な住宅改修 … 154
　　　② 介護保険制度対象外の住環境整備 … 154
　　　　a. 段差の解消 ……………………… 154
　　　　b. 適切なスペースの確保 ………… 154
　　　　c. 照明・色彩の配慮 ……………… 155
　　　　d. 冷暖房への配慮 ………………… 155
　　　　e. 非常時の対応 …………………… 156

14

疾患別ADL指導 ………………………… 157

　A　脳卒中 ……………………… 杉本 諭　157
　　　① 活動制限の概要 …………………… 157
　　　② 具体的練習・指導の考え方と方法 ………… 158
　　　　a. 寝返り …………………………… 158
　　　　b. 起き上がり ……………………… 159

c. 立ち上がり …………………… 159

d. 移　乗 ………………………… 159

e. 床からの立ち上がりと床への座り動作 ……… 161

f. 歩　行 ………………………… 162

g. 階段昇降 ……………………… 162

h. 衣服の着脱 …………………… 162

i. 浴槽への出入り ……………… 163

B　パーキンソン病 …………… 杉本 諭 163

　1 活動制限の概要 …………………… 163

　2 具体的練習・指導の考え方と方法 163

　　a. 軽症例（1〜2度）…………… 163

　　b. 中等度症例（3〜4度）……… 164

　　c. 重症例（5度）……………… 166

C　脊髄損傷 …………………… 杉本 諭 167

　1 活動制限の概要 …………………… 167

　2 具体的練習・指導の考え方と方法 168

　　a. 寝返り ………………………… 169

　　b. 起き上がり …………………… 170

　　c. 移乗動作 ……………………… 171

D　関節リウマチ ……………… 林 弘康 173

　1 活動制限の概要 …………………… 173

　2 具体的練習・指導の考え方と方法 173

　　a. 起き上がり動作 ……………… 173

　　b. いすからの立ち上がり ……… 173

　　c. 歩　行 ………………………… 173

　　d. 食事動作 ……………………… 175

　　e. 整容動作 ……………………… 175

　　f. 更衣動作 ……………………… 175

　　g. トイレ動作 …………………… 175

　　h. 入浴動作 ……………………… 175

　　i. 住環境整備 …………………… 175

E　大腿骨頸部骨折 …………… 林 弘康 176

　1 活動制限の概要 …………………… 176

　2 具体的練習・指導の考え方と方法 ………… 176

　　a. 寝返り動作 …………………… 176

　　b. 起き上がり動作 ……………… 177

　　c. 端座位からの立ち上がり動作 … 177

　　d. 床からの立ち上がり動作 …… 177

　　e. トイレ動作 …………………… 178

　　f. 入浴動作 ……………………… 178

g. 住環境整備 …………………… 178

F　変形性膝関節症 …………… 林 弘康 179

　1 活動制限の概要 …………………… 179

　2 具体的練習・指導の考え方と方法 179

　　a. 活動の準備 …………………… 179

　　b. 床からの立ち上がり ………… 179

　　c. いすからの立ち上がり ……… 179

　　d. 歩　行 ………………………… 180

　　e. 階段の昇降 …………………… 180

　　f. トイレ動作 …………………… 180

　　g. 更衣動作 ……………………… 180

　　h. 入浴動作 ……………………… 181

　　i. 杖・装具などの利用 ………… 181

　　j. 生活指導 ……………………… 181

G　大腿切断 …………………… 林 弘康 181

　1 活動制限の要因 …………………… 181

　2 具体的練習・指導の考え方と方法 ………… 182

　　a. 不良姿勢の予防 ……………… 182

　　b. 端座位からの立ち上がり動作 … 182

　　c. 床からの立ち上がり動作 …… 182

　　d. 障害物を乗り越える ………… 182

　　e. 床の物を拾う ………………… 182

　　f. 更衣動作 ……………………… 183

　　g. 自動車 ………………………… 183

15

疾患別ADLの症例演習 ……… 安彦鉄平 185

症例1 脳梗塞（右前大脳動脈領域）により左麻痺を呈し，屋外歩行自立（階段昇降含む）を目指す症例

……………………………………… 185

症例2 Pusher現象を呈する左麻痺の介助量軽減を目指す症例 ………………… 189

症例3 腰痛を呈する左大腿骨頸部骨折後人工骨頭置換術を施行した症例 …………… 193

症例4 人工肘関節置換術後の関節リウマチ患者に対するIADL動作拡大を目標とした症例 …………… 197

参考文献 …………… 201

索引 …………… 205

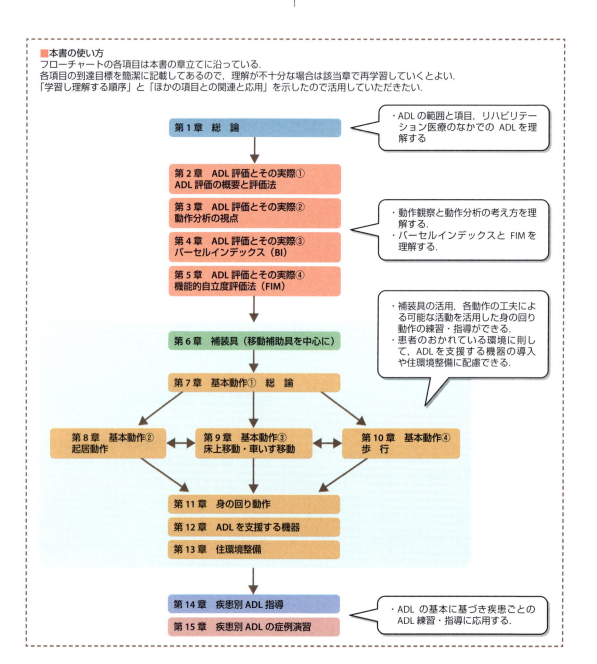

1 総論

一般目標
1. 理学療法の歴史とADL（日常生活活動）の概念形成の関係を理解する．
2. ADLの範囲と項目について理解する．
3. ICFの理念とADLの関係について理解する．
4. ADLとQOLの関係を理解する．
5. ADL練習・指導について理解する．

行動目標
1. 理学療法の歴史のなかでADLの概念がどのようにして形成されてきたか説明できる．
2. ADLの範囲と項目について理解し，ADLにかかわる各職種の役割について説明できる．
3. ICF構造のなかでのADLの位置づけを説明できる．
4. ADLとQOLの相違について説明できる．
5. ADL練習・指導の原則について運動療法との違いを含めて説明できる．
6. 対象者の変化に対応したADL練習・指導について説明できる．

調べておこう
1. ADLに影響を与える要因（身体，環境，意志・意欲）について調べよう．
2. 医学モデルについて調べよう．
3. 相互依存性と相対的独立性について調べよう．
4. ADLとQOLの関係をいくつか考えてみよう．
5. 廃用症候群について調べよう．

A ADLの概念

ADL：activities of daily living

1 理学療法，リハビリテーション概念の歴史およびADL概念形成（表1-1）

a. 理学療法の確立

- 理学療法 physical therapyの原形は古代ギリシャに始まったといわれている．元来人間は傷ついたり，病気になったときには，本能的に温めたり冷やしたりと自然のエネルギーを利用して生体を癒してきたと考えられている．
- 理学療法の理学に相当する「physical」には，「物質的」「天然の」「自然の」

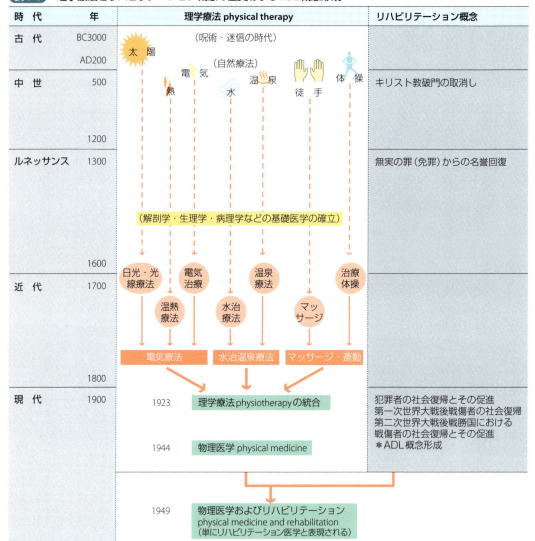

表1-1 理学療法とリハビリテーション概念の歴史およびADL概念形成

[中島喜代彦:理学療法って何だろう? 理学療法概論テキスト,第3版(中島喜代彦,森田正治,久保田章仁編),p.7,南江堂,2017より作成]

「有形の」「肉体の」「身体の」「物質界の」「自然界の」「物理学的な」などといった多様な意味があるが,「物理的および身体的」が最も妥当であると考えられる.理学療法は,物理的および身体的手段を治療医学に対応させ,補装具の適用を加え1923年米国において統合された.

- 理学療法に診断技術が加わり,物理医学 physical medicine として内科学,外科学などの臨床医学とともに医師により1944年に確立された.そこでは「物理医学とは,熱 heat,水 water,電気 electricity,機械的な力 mechanical force,マッサージ massage,運動 exercise などの物理的手段を用いた疾病の診断と治療の専門分野」と定義づけされている.理学療法は物理医学の治療手段として発展し,その後リハビリテーションと結びつくこととなる.

b. リハビリテーションの歴史および ADL 概念形成

- ADLの概念はリハビリテーションの概念の発展とともに確立されてきた.

- リハビリテーションの定義は1941年に全米リハビリテーション委員会により「障害者が身体的, 心理的, 職業的, 経済的有用性を最大限に回復すること」とされたが, この定義では生活という概念は取り上げられていなかった.

- 物理医学とリハビリテーションが結びついたのは, 第二次世界大戦による戦傷者リハビリテーションにおいて, 多様な運動機能障害への対応が求められたことと, 物理医学が運動機能障害を主たる対象としていたことによる. 後に物理医学およびリハビリテーション physical medicine and rehabilitation として統合され, 単にリハビリテーション医学 rehabilitation medicine と表現されることになった.

- リハビリテーション医学は, 第二次世界大戦による多くの戦傷者の機能障害の回復のための方法を発展させたが, これと同時に生活機能の障害, とくに基本的動作能力の障害へも取り組まざるをえなかった.

- ADLの概念は, こうした背景から, 1945年ニューヨークの Institute for the Crippled and Disabled において, 医師ディーバー (Dever) と理学療法士ブラウン (Brown) によって生み出され, さらにニューヨーク大学のラスク (Rusk) と理学療法士のロートン (Lawton) らによって発展させられた.

- ADLの評価は, 患者の機能評価の必要性から, 1950年代に臨床の場で使用されるようになった.

- 1963年にロートンは, "Activities of Daily Living for Physical Rehabilitation" の冒頭部分につぎのように記載している.
「日常生活活動とは, 通常の日に, 朝起きてから夜ベッドに入り寝るまでの間に行うすべての活動で, ベッドから出る, 食事をする, 顔を洗う, 更衣を行う, ドアを開け通り抜ける, 通勤するなども含んでいる. われわれはこれらの活動を簡単に, あまり考えることなく実行できるが, 1つあるいは複数の肢節の障害を有した患者の場合は, これらの活動を獲得するには精力的運動活動と, 身体技術の学習や練習が必要である」「ADLプログラムの目的は, 患者が家庭, 職業, そして社会生活に関連する日常の活動を最大限に自立的に獲得するように, 持ち得る潜在的能力を活用して患者を効果的に訓練することである. そのために患者のトータル・リハビリテーションを統合的に構成していく必要がある. ADLプログラムは医学的所見, 医学的処方にのっとって, 医学的指導のもとで遂行される」.

- リハビリテーション医学には従来の医学と比べ, 病理または機能障害よりも活動制限のレベルを対象としてきた歴史と研究の蓄積がある. 活動制限レベルの課題を検討していくなかでADLは発展してきた.

- つまり, 理学療法は歴史的には臨床医学の治療手段として発展してきたが, リハビリテーション医学として統合されてきたことによりADLへも治療範囲を拡大してきたといえる.

c. わが国における ADL 概念

■ また，日本リハビリテーション医学会では，ADLを1976年に「一人の人間が独立して生活するために行う基本的な，しかも各人ともに共通して毎日繰り返される一連の身体的動作群をいう．この動作群は，食事，排泄などの目的をもった各作業（目的動作）に分類され，各作業はさらにその目的を実施するための細目動作に分類される．リハビリテーションの過程や目標（ゴール）決定にあたって，これらの動作は健常者と量的・質的に比較され，記録される」とし，さらに5項目について註を記している．

① ADL評価の対象となる動作能力は，障害のある人間が，一定の環境において発揮し得る残された能力abilityであり，評価に際しては義肢，装具，生活用具，家庭環境の関与も考慮されなくてはならない．社会保障などの目的のために生物学的（解剖学的）レベルにおける障害，あるいは社会的レベルにおける障害となる場合もあるが，これはリハビリテーション医学における概念としての本来の主旨ではない．

② ADL評価の対象となる能力は，原則として身体運動機能であり，精神活動や意思疎通能力などが関与する場合もある．身体運動機能障害を伴わない他の独立した障害（精神，視力，聴力，言語などのみの障害）における日常生活活動あるいは生活機能に関する評価は別に考慮される必要がある．

③ ADLの範囲は家庭における身の回り動作（セルフケア self care）を意味し，広義のADLと考えられる応用動作（交通機関の利用，家事動作など）は生活関連動作というべきである．

④ ADL評価の内容には前職業的あるいは職業的動作能力は含まないものとする．

⑤ ADL評価の実施者は動作をリハビリテーション医学的に吟味し得る知識をもつ者であることが望ましい．

■ これらの概念はリハビリテーション医学の発展とともにわが国で整理されたものである．

② ADL の範囲と項目

■ 日本リハビリテーション医学会ではADLの範囲を「家庭における身の回り動作を意味し，広義のADLと考えられる応用動作（交通機関の利用，家事動作など）は生活関連動作というべきである」としている（図1-1）．

■ 身の回り動作とは食事動作，トイレ動作，入浴動作，整容動作，更衣動作であり，多くの場合，起居，移乗，移動動作を含めて評価，練習，指導される．

■ 起居，移乗，移動動作は基本動作とよばれ，ADLを遂行するうえで基本となる動作である．

APDL : activities parallel to daily living

■ 生活関連動作（APDL）は，ADLが人間個体としての機能レベルを維持するために必要な活動を意味しているのに対し，家族や家を単位として考えられる活動である．APDLには家事動作，育児，裁縫，家屋修繕・維持，買い物などがあげられる．矢谷は図1-1のようにADLを分類し，生活関連動作に5項目をあ

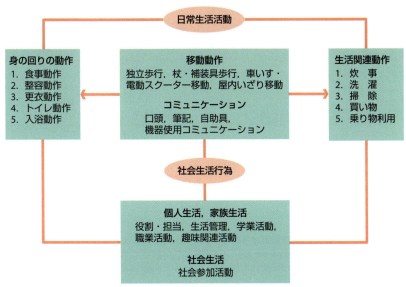

図1-1 ADLの分類（広義）

［矢谷令子：日常生活活動への対応と援助方法．姿勢と動作—ADLその基礎からの応用，第3版（齋藤　宏ほか編），p.190，メヂカルフレンド社，2010より作成］

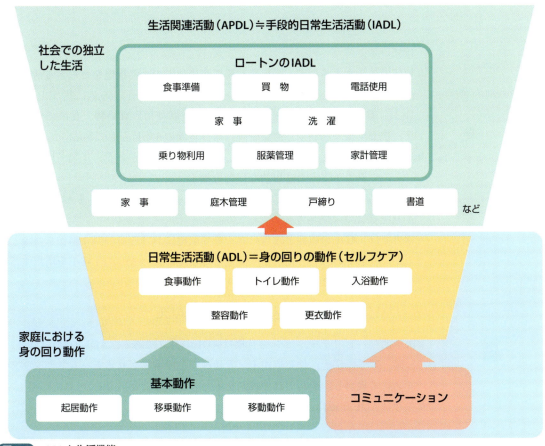

図1-2 ADLと生活機能

表1-2 ADL練習・指導における理学療法士，作業療法士，看護師の役割

	理学療法士	作業療法士	看護師
業務内容	理学療法分野における種々の機能訓練や運動療法を行い，あるいは電気，温熱などの物理的手段を通して，人体の機能に必要な基本的運動機能の回復および維持をはかる．	作業療法分野における種々の活動や心身への働きかけを通して，諸機能や動作能力を実際の生活行動へと応用し，練習する．必要な代償法を活用し，対象者の個人生活，家庭・社会生活の確立へと導く．	病棟における対象者の生活動作を観察，指導し，理学療法士，作業療法士が実施した練習の情報を他のメンバーに提供する．必要に応じて，対象者や家族にも，ADLに関する正しい理解が得られるように指導する．
例①	しゃがむ，立つなどのトイレ動作に必要な運動機能回復をはかる．	トイレの使用法，衣服の上げ下ろしの練習を行う．	病棟でのトイレの使用を観察，援助する．
例②	車いす操作に必要な機能や耐久力を練習・指導する．	車いすでの家事動作，実際の買い物の練習などを行う．	病棟・室内における車いすの使用の指導と管理を行う．
例③	上肢機能向上のための運動（粗大筋力増強）を行う．	上肢を使う動作練習を行う．窓拭き，洗濯，物干し，衣服着脱動作など．	病棟での食事動作練習などへの参加を促し，指導・管理する．キャビネット，衣服，荷物の整理など．
例④	手指機能回復練習を行う．	1. 手指機能回復練習を行う．副子を作製し，装着・取り外しの指導，装着効果および機能評価を行う． 2. 自助具を作製し，新しいADLの方法を対象者に練習・指導する． 3. 環境・家屋の整備にあたる．	1. 副子装着・取り外しの時間帯を確認し，副子による圧迫障害などの管理を行う．必要に応じて作業療法士に連絡をとる． 2. 対象者の自助具の使用法と目的を理解し，病棟において対象者の自立度向上をはかる．

[矢谷令子：日常生活活動への対応と援助方法．姿勢と動作—ADLその基礎からの応用，第3版（齋藤　宏ほか編），p.208，メヂカルフレンド社，2010より作成]

げている．

- 地域で生活する障害者，高齢者や慢性疾患患者の生活機能をとらえる活動として，手段的日常生活活動（IADL）をロートンらが1969年に提案している（p.31，**表2-4**参照）．ロートンはIADLを電話使用，買い物，食事の準備，家事，洗濯，乗り物利用，服薬管理，家計管理の8項目としている．

IADL：instrumental activities of daily living

- 現在は，APDLもIADLも同義語として使われることが多く，年齢，性別，役割によって異なるような応用的な活動を指す．
- 応用的なAPDLやIADLに対し，身の回り動作を中心とするADLを基本的ADLとよぶ考え方もある．
- 本書では，ADLの範囲と項目はあくまで家庭における身の回り動作を対象とするが，社会での独立した生活へ発展させるためにはAPDL，IADLを活用する必要がある（**図1-2**）．

③ リハビリテーション医療のなかでのADL

- 医学的リハビリテーションの目標はADLの自立である．ADLの自立に向けて医師，理学療法士，作業療法士，看護師などで構成されるチームでカンファレンスにて検討し，それぞれの役割を果たしていくことになる．
- 矢谷はADL評価および練習，指導についての役割をまとめている（**表1-2**）．

B ADLとICF

1 ICFの理念

- リハビリテーション医学は障害を対象とする学問であり，理学療法も同様の理念に基づいている．
- 障害をとらえる場合，国際的な分類法として1980年世界保健機関（WHO）の国際障害分類（ICIDH）*が広く普及していた．しかし，ICIDHは，病気の原因が個人の病理的変化を起こし，症状として発現したという疾病概念による医学モデルの意味合いが強い．WHOでは，健康の定義を「単に疾病や虚弱でないばかりでなく，身体的，社会的に安寧な状態」としている．社会的不利や能力低下の一部の原因は環境の側にあるとする「社会モデル」の立場では，変えるべきは社会であるという思想も生まれた．また，疾病構造も慢性期疾患へ移行してきた．
- ICF分類は健康状況と健康関連状況を記述するための統一的で標準的な言語と概念的枠組みを提供することが目的である．
- 2001年にジュネーブで開かれた第54回世界保健会議でICIDHの改訂版として国際生活機能分類（ICF）が採択された．
- ICFの特徴は，①保健−医療−福祉にかかわる対象者（家族や社会を含む）と多専門職の「共通言語」を目指していること，②不足している機能・能力や否定的因子のみに力点を置くことなく，中立的表記とともに肯定的側面や促進因子を取り入れていること，③背景因子として環境因子を明確に位置づけていること，④各要素の相互依存性と相対的独立性を明快に示していること，⑤社会から医療を位置づけた対象者の目標指向的構造となっていること，などがあげられる．

WHO：World Health Organization
ICIDH：International Classification of Impairments, Disabilities and Handicaps
＊国際障害分類（ICIDH）
国際疾病分類の補助分類として発表された．

ICF：International Classification of Functioning, Disability and Health

2 ICFの構造とADL

a. ICFの構造と要素
- 構造の概念モデルを**図1-3**に示す．
- 各要素の定義は**表1-3**である．
- 各要素がいわゆる共通言語として用いられ，リハビリテーション総合実施計画書にも反映されている（**表1-4**）．

b. ICF構造の特徴
①表題や名称の中立的用語
- 障害をマイナス面からのみとらえるのではなく，生活全体のプラス面，マイナス面どちらも包含する健康状態・心身機能と身体構造・活動・参加の用語で表現されている．そのうえで障害となる用語が併記されている．
②基本的要素間の相互関係の多次元化，双方向性
- 矢印は双方向性をもち，多次元の複合的な関係を示している．1つの要素に介入すれば関係する他の要素も変わる可能性をもつが，一方が決まれば他方が予測できる関係ではない（**図1-3**）．

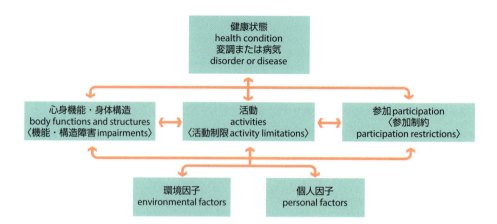

図1-3 ICFの概念モデル

表1-3 ICF各要素の定義

心身機能とは，身体系の生理的機能（心理的機能を含む）である．
身体構造とは，器官・肢体とその構成部分などの，身体の解剖学的部分である．
機能障害（構造障害を含む）とは，著しい変異や喪失などといった，心身機能または身体構造上の問題である．
活動とは，課題や行為の個人による遂行のことである．
参加とは，生活・人生場面へのかかわりのことである．
活動制限とは，個人が活動を行うときに生じる難しさのことである．
参加制約とは，個人が何らかの生活・人生場面にかかわるときに経験する難しさのことである．
背景因子とは，環境と個人により構成される因子のことである．
環境因子とは，人々が生活し，人生を送っている物的な環境や社会的環境，人々の社会的な態度による環境を構成する因子のことである．
個人因子とは，年齢，性別，社会状況，人生経験などの個人の背景に関係した因子のことである．
障害とは，機能・構造障害，活動制限，参加制約の否定的側面を表す包括用語のことである．

③背景因子としての環境因子と個人因子の付加
- 障害は，健康状態と背景因子としての環境，個人との間の相互作用ないしは複合的な関係である．社会制度を含む広い意味での環境が，活動制限や参加制約と不可分の関係があり，障害をさらに増大する場合も軽減する場合もある．
- 環境因子のリストは表1-5である．
- 個人因子は個人の人生や生活の背景であり，リストはないが年齢，人種，性別，教育歴，経験，個性などが明記されている．

c. ICFの定義
- ICFの採択には，障害の構造を理解しその解決，克服を介入目標にすることが明確化されたという意味で大きな意義がある．とくに活動制限とADLが不可分の関係であると意識されたことは，ADLの問題を，障害構造から分析するこ

B ADLとICF 009

表1-4 リハビリテーション総合実施計画書

（別紙様式17-2）

リハビリテーション総合実施計画書

計画評価実施日： 年 月 日

患者氏名：	男・女	生年月日（西暦） 年 月 日（ 歳）	利き手 右・右（矯正）・左

主治医		リハ担当医		PT		OT		ST		看護		SW等	

診断名, 障害名（発症日, 手術日, 診断日）：	合併症（コントロール状態）：	リハビリテーション歴：

日常生活自立度： J1, J2, A1, A2, B1, B2, C1, C2	認知症老人の日常生活自立度判定基準： Ⅰ, Ⅱa, Ⅱb, Ⅲa, Ⅲb, Ⅳ, Ⅴ, M

評価項目・内容（コロン（：）の後ろに具体的内容を記入）	短期目標（＿＿ヵ月後）	具体的アプローチ
心身機能・構造 □意識障害（JCS, GCS）： □見当識障害： □記銘力障害： □運動障害： □感覚障害： □摂食障害： □排泄障害： □呼吸, 循環障害： □音声, 発話障害（構音, 失語）： □関節可動域制限： □筋力低下： □褥瘡： □疼痛： □半側空間無視： □注意力障害： □構成障害： □その他：		
基本動作 寝返り（□自立 □一部介助 □全介助）： 起き上がり（□自立 □一部介助 □全介助）： 座位（□自立 □一部介助 □全介助）： 立ち上がり（□自立 □一部介助 □全介助）： 立位（□自立 □一部介助 □全介助）：		

活動度（安静度の制限とその理由, 活動時のリスクについて）

ADL（B.I.）	自立	一部介助	全介助	使用用具（杖, 装具）, 介助内容	短期目標	具体的アプローチ
食 事	10	5	0			
移 乗	15	10 ←監視下				
座れるが移れない→		5	0			
整 容	5	0	0			
トイレ動作	10	5	0			
入 浴	5	0	0			
平地歩行	15	10 ←歩行器等		歩行：		
車いす操作が可能→		5	0	車いす：		
階 段	10	5	0			
更 衣	10	5	0			
排便管理	10	5	0			
排尿管理	10	5	0			
合計（0〜100点）		点				
コミュニケーション	理 解					
	表 出					

（つづく）

表1-4 リハビリテーション総合実施計画書 (つづき)

	評　価	短期目標	具体的アプローチ
参　加	職業 (□無職, □病欠中, □休職中, □発症後退職, □退職予定) 職種・業種・仕事内容： 経済状況： 社会参加 (内容, 頻度等)： 余暇活動 (内容, 頻度等)：	退院先 (□自宅, □親族宅, □医療機関, □その他) 復職 (□現職復帰, □転職, □配置転換, □復職不可, □その他) 　復職時期： 　仕事内容： 　通勤方法： 家庭内役割： 社会活動： 趣味：	
心　理	抑うつ： 障害の否認： その他：		
環　境	同居家族： 親族関係： 家屋： 家屋周囲： 交通手段：	自宅改造 　□不要, □要： 福祉機器 　□不要, □要： 社会保障サービス 　□不要, □身障手帳, □障害年金 　□その他 介護保険サービス 　□不要, □要：	
第三者の不利	発病による家族の変化 　社会生活： 　健康上の問題の発生： 　心理的問題の発生：	退院後の主介護者 　□不要, □要： 家族構成の変化 　□不要, □要： 家族内役割の変化 　□不要, □要： 家族の社会活動変化 　□不要, □要：	

1ヵ月後の目標：	本人の希望：
	家族の希望：

リハビリテーションの治療方針：	外泊訓練計画：

退院時の目標と見込み時期：

退院後のリハビリテーション計画 (種類・頻度・期間)

退院後の社会参加の見込み：	説明者署名：

本人・家族への説明：　　　年　　月　　日	説明を受けた人：本人, 家族 (　　　) 署名：

表1-5	ICF環境因子のリスト
生産品と用具	食品や衣類，車，仕事用機械，スポーツ用具，建物の設備など．
自然環境と人間がもたらした環境変化	自然，人口・住民，動植物，気候，災害など．
支援と関係	家族，友人，隣人，権限のある人々，ペット，保健専門職など．
態度	家族や友人，地域の人々の態度，社会的態度，イデオロギーなど．
サービス・制度・政策	各種公的・私的サービス，行政制度，行政機関による規則など．

[若山佐一：ADLと障害. 日常生活活動学・生活環境学，第2版（鶴見正隆編），p.18，医学書院，2005より作成]

とで，整理と解決の道筋を明確にするものであった．

■ 理学療法士がADLの評価や練習・指導を実施し効果を明確にする場合も，機能・構造障害レベルの変化や改善が活動制限レベルでのADLに反映され，明確なADL上の変化や改善あるいは維持を効果指標とすることができる．

■ ICFは，健康状態と健康関連状況を記述するための統一的で標準的な言語と概念的枠組みを提供することが目的となっているが，実際の介入過程や手段を検証するためのモデルではない．とくに，急性期から回復期にかけて専門職が個別性を重視した治療的な介入を実践しようとする場合には，このモデルのみでは十分な基盤を形成することは困難である．ICFの序論にも，ICF分類は生活機能や障害の過程をモデル化するものではないことが明記されている．

■ 中村は「リハビリテーション医療にとって障害は医学的対応によって改善させ得るものであり，機能障害と活動制限の間には単なる相互作用以上の因果関係を認めなければいけない」と述べ，ICFがリハビリテーション医療行為そのものを規定することは難しいと述べている．したがって理学療法においても，共通理念としてICFを理解しつつ，その活用には十分考慮する必要がある．

d. ADLとの関係，考え方

■ ICFの特徴の1つである，「できないこと」ではなく「できること」へのプラス（positive）の思考は，ADLの評価や指導においても重要な視点である．ADLの評価，練習・指導においては「できること」や「介助を受ければできること」があることをいつも考えることが重要である．

▷ 脳卒中（CVA）の事例で具体的に考えよう（図1-4）

CVA：cerebrovascular attack

■ 症例は70歳の男性．診断名は右被殻出血による左片麻痺．発症から1年経過し，歩行はT字杖と短下肢装具で中等度介助レベルである．起居・移動動作はベッドサイドでは自立，床からの立ち上がりは30 cm台使用にて自立．現在家庭退院し，デイケアへの参加を希望している．

■ ADLの練習・指導は退院後の環境を含め屋内での移動方法，トイレ動作，デイケア参加のための車までの移動について検討した．

①屋内での移動

■ 活動の状況：歩行はT字杖と短下肢装具では中等度介助レベルであるが，平行棒内では自立している．

■ ADLの練習・指導→手すりを設置することで屋内は歩行で自立となる．

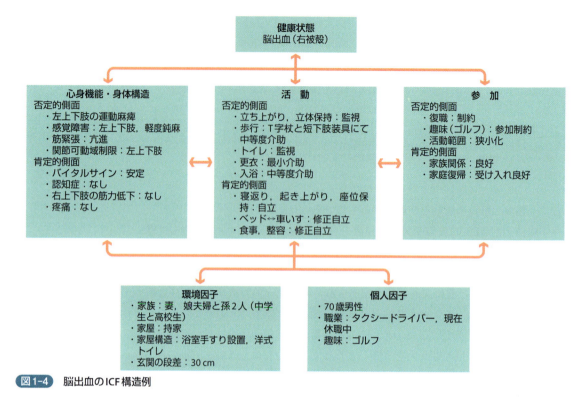

図1-4 脳出血のICF構造例

② トイレ動作
- 活動の状況：洋式トイレで適切な場所に手すりがあれば自立している．
- ADLの練習・指導→洋式トイレの適切な場所に手すりを設置し自立となる．

③ デイケア参加のための車までの移動
- 活動の状況：屋内移動から玄関での立位から長座位は中等度介助，横座りでのいざり移動は自立，玄関から屋外，屋外での移動，車への移動は中等度介助である．
- ADLの練習・指導→手すりを設置し，立位から長座位は30 cm台使用にて自立．
- 他は家族へ介助法の指導．
- ADLは活動制限に対する直接的な練習・指導であり，心身機能・身体構造障害，参加制約との関連を分析し，上記のように動作・歩行の工夫，補装具の活用，環境整備，家族への指導などにより活動を改善していく．

C ADLとQOL

QOL：quality of life

1 QOLの概念と構造

a. QOLの概念
- quality of life（QOL）のlifeに相当する日本語には①生命，②生活，③人生・生

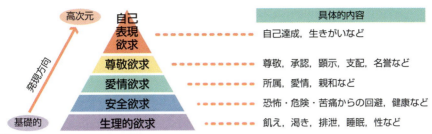

図1-5 マズローの5段階欲求階層説
[松本 洸：クオリティ・オブ・ライフの指標化と分析法．クオリティ・オブ・ライフ 現代社会を知る（金子 勇，松本 洸編著），p.33，福村出版，1986より作成]

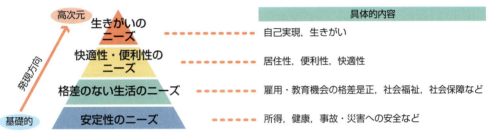

図1-6 社会的欲求階層
[松本 洸：クオリティ・オブ・ライフの指標化と分析法．クオリティ・オブ・ライフ 現代社会を知る（金子 勇，松本 洸編著），p.33，福村出版，1986より作成]

涯の3種類がある．
- QOLの定義の一例として，ミッチェル（Mitchell, 1973）は「個人のニーズに対する認識し得る満足感」としている．
- 松本洸らは，マズロー（Maslow）の5段階欲求階層説（人は下位の欲求が満たされないと上位の欲求は生まれにくいとしている）に合わせて，社会的欲求の階層を安定性のニーズ，格差のない生活のニーズ，快適性・便利性のニーズ，生きがいのニーズの4段階の欲求に分けて社会的欲求を階層化している（図1-5，1-6）．
- 米国環境保護庁は生活者の満足感，安定感，幸福感といった生活評価意識を共通基盤として意識面と環境面を包含したものをQOLの要因としてあげている（表1-6）．
- リハビリテーション医療領域では，人生そのものや日々の生活が個人および家族の価値観や目的を満たすものであるか否かを課題としているため，これをQOLである「生活の質」や「人生の質」としてとらえることが多い．
- QOLを獲得することは，リハビリテーション医療の最終目標として認識されている．

b. QOLの構造
- 上田はQOLを客観的QOLと主観的QOLの2つに分け，客観的QOLをさらに①生物レベルのQOL（生命の質），②個人レベルのQOL（生活の質），③社会レベルのQOL（人生の質）の3つに分類している（図1-7）．

表1-6　米国環境保護庁のクオリティ・オブ・ライフ要因

①経済的環境	仕事上の満足感，所得，所得分配，経済保障など
②政治的環境	見聞の広い選挙民，市民的自由，選挙による参加，選挙以外での参加，政府の反応
③物的環境	住宅，交通，物的なものの質，公共サービス，審美性
④社会的環境	コミュニティ，社会的安全，文化，物的安全性，家族，レクリエーション
⑤健　康	肉体，精神，栄養
⑥自然環境	大気の質，水質，放射線，廃棄物，有毒物，騒音

[松本　洸：クオリティ・オブ・ライフの指標化と分析法．クオリティ・オブ・ライフ　現代社会を知る（金子　勇，松本　洸編著），p.31, 福村出版，1986より作成]

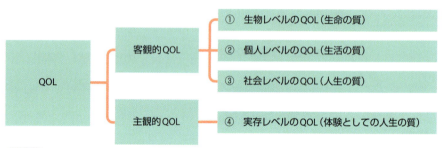

図1-7　QOLの構造
[上田　敏：ADLとQOL, その基本的な考え方．PTジャーナル **26**：736-741, 1992より引用]

- 客観的QOLとは現状の実態であり具体的内容の例を図1-8に示す．
- 主観的QOLとは，個人の客観的QOLへの満足度に加えて，自尊心が満たされているかどうかや，人生の目標に照らして現在の自己の生き方が肯定できるかなどを評価尺度にした側面である．

c. 客観的QOLと主観的QOLの関係
- 客観的QOLと主観的QOLの関係を図1-9に示す．
- 客観的QOLが高まれば必ずしも主観的QOLが高まるとはいえない．
- たとえば障害の受容が未達成で片麻痺の回復に固執している場合，客観的QOLは高くても主観的QOLは低い（図1-9の右下の円内）ということが起こり得る．
- 客観的QOLは低いが，主観的QOLが高いという場合があり得るかは疑問である．
- QOLをとらえる場合，主観的側面と客観的側面を考えていくことが重要である．

d. 健康関連QOL
- 健康関連QOLは患者の視点に立って行われることを最大の特徴とし「生活者としての患者（あるいは健常者）の言葉」で表現される．
- 医療現場での患者立脚型アウトカムとして健康関連QOLがあり，尺度としてSF8 Health Survey（以下SF-8）がある．
- SF-8は，健康関連QOLの測定で広く使用されているMOS 36-Item Short-Form

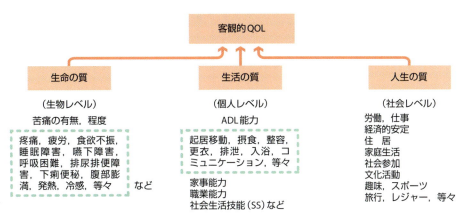

図1-8　客観的QOLの内容(例示)
[上田　敏：リハビリテーション医学の世界—科学技術としての本質，その展開，そしてエトス—，p.152，三輪書店，1999より引用]

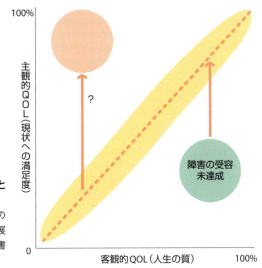

図1-9　客観的QOLと主観的QOLとの関係
[上田　敏：リハビリテーション医学の世界—科学技術としての本質，その展開，そしてエトス—，p.153，三輪書店，1999より作成]

Health Survey（以下SF36）の8つの健康概念（身体機能，日常的役割機能［身体］，体の痛み，全体的健康観，活力，社会生活機能，日常的役割機能［精神］，心の健康）をそれぞれ1項目で測定する尺度である．
- 慢性疾患や生活習慣病は，疾病の基盤として，加齢による生理的変化や，長年の日常生活で蓄積される要因などがあり，徐々に発症し，完治しにくく，長期の治療が必要とされるため，健康関連QOLが注目されている．

e. 自己効力感
- 自己効力感（セルフエフィカシー）とは，「個人の行動遂行能力に対する確信の程度」と定義されている．自己効力感は4つの主要な情報源である遂行行動の達成，代理的体験，言語的説得，生理的・情動的喚起から影響を受ける．
- QOLの低下を招かないためには，自己効力感を高める要因を検討することが重要である．

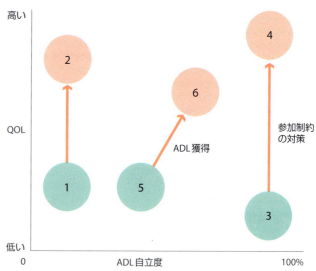

図1-10 ADLとQOL（人生の質）との関係

2 ADLとQOL

- ADLとQOLの関係を図1-10に示す．
- ADLが高まれば必ずしもQOLが高まるとはいえない．
- ①→②は，たとえば車いすレベルの国会議員，医師などである．
- ③は，たとえばADLの自立は高くても，退院先がなく病院から病院を転々としている場合で，参加制約対策を十分に行うことで④へ導けるということである．
- ⑤→⑥はある特定のADL，たとえば排泄の自立が家庭退院へ直接的に結びつくことである．
- このように，ADLとQOLとの関係にはさまざまな場合があるので，関係を理解しQOL向上につながるADLの対策を考えることが重要である．

D 理学療法にとってのADLの位置づけ

1 理学療法の過程とADL

- 理学療法の過程を図1-11に示す．
- 理学療法プログラムにおいては運動療法，物理療法とADL練習・指導が立案される．
- 運動療法では現状より困難な課題の改善を目標として実施される．
- ADLは現状の能力から，起居・移動動作の工夫，補装具・自助具の活用，住環境整備などを想定して実用性を考える．
- 実用性のある動作は病棟ADLに反映される．
- ADL練習・指導の内容は能力の変化とともに検討される．

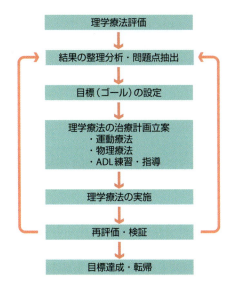

図1-11 理学療法の過程

- 理学療法士は，運動療法により動作の改善の変化をとらえADL練習・指導の内容をより活動的にしていく．
- 動作の改善の情報はリハビリテーションチームで共有し，治療方針に活かされる．
- ADLの自立は理学療法の具体的目標であり，さまざまな活動制限のレベルのなかでの自立があり，心身機能・身体構造障害の変化とともに自立の内容が変化していく．
- 理学療法士は起居・移動動作の工夫，補装具・自助具の活用，住環境整備などにより「できること」「していること」の可能性を追求し最高のQOLへの支援をしていく．

> **memo**
>
> ADLプログラムの対象となる活動制限は心身機能・身体構造障害により引き起こされる．心身機能・身体構造障害の多くは疾患，もしくは廃用症候群によるものであるが，そのほかに誤用症候群，過用症候群によるものがある．誤用症候群とは，誤った運動療法の実施によってかえって新しい損傷を起こし，機能障害を悪化させることである．これには肩の痛み，反張膝などがあげられる．過用症候群とは，許容運動を越えた過大な負荷をかけることによって引き起こされる機能障害である．過用性筋損傷として1915年にラベット（Lovett）によって，ポリオ患者について指摘されている．ADLの練習，指導はこれらをふまえ因果関係を分析して行う必要がある．

②ADL練習・指導の考え方

■ADL練習・指導は活動制限（起居動作・移乗動作・移動動作と身の回り動作）が対象となる.

■ADL練習・指導は活動制限の原因となった心身機能・身体構造障害（疾患および廃用症候群*・誤用症候群・過用症候群）との関連性を分析することが必要である.

■ADL練習・指導は参加制約との関連性を考慮する必要がある.

■運動療法は活動制限の原因となっている心身機能・身体構造障害に対しての治療であり，心身機能・身体構造障害の改善により活動制限に働きかける.

■ADL練習・指導は活動制限の改善をさまざまな工夫により直接的に働きかけることであるが，その原則は以下のようになる.
①残存能力を活用し起居動作・移乗動作・移動動作と身の回り動作の工夫を考える.
②住環境整備，補装具・自助具，その他の機器を活用し機能の代償や補填を考える.
③対象者の意欲を向上させるため満足感，達成感を考慮する.

■具体的には以下のように考えられる.
①残存している運動機能を活用する.
　脳卒中片麻痺の非麻痺側に対する利き手交換練習・指導，頸髄損傷の上肢に対する正常以上を目的とした筋力増強，末梢神経麻痺に残存神経支配筋の活用，など
②生体力学を活用する.
　テコの利用，トルク作用，自重の利用
　例として，寝返りの際，麻痺側上肢を非麻痺側上肢で体幹の上にもってくる，起き上がりの際，下肢をベッドから垂らすことで自重・トルク作用を利用する，など
③エネルギー効率を考える.
　移動範囲を狭くする，キャスターつきテーブルを利用する，など
④起居動作・移乗動作・移動動作のバリエーションを活用し，可能な方法・パターンを利用する.
　背臥位からの立位まで（第7，8章参照），起き上がり動作のバリエーション（第8章参照），移動動作のバリエーション（第9，10章参照）

■以上のさまざまな工夫に住環境整備，対象者の心理面を含めて，「できない」ことを「できる」ことへ，「できる」ことを「している」ことへ，さらに「している」ことを「継続できる」ようにしていく.

■「している」ことを「継続できる」ためには，起居動作・移乗動作・移動動作と身の回り動作においてより効率がよく，腰痛などの疼痛を誘発しないような姿勢と動作の指導が重要である.

■「継続できる」ことは大きな価値であり，健康関連QOLの把握と自己効力感

＊**廃用症候群**　身体活動の低下状態により生じるさまざまな症候群．二次的に生じる退行性変化で，運動器では筋力低下や関節拘縮など，循環器では起立性低血圧や褥瘡など，自律神経系では便秘など，その他心理的退行などがある.

表1-7　時間的経過のなかでADL評価の占める意義

時間的経過	評価の目的	評価法の条件
1. 障害の発生	ニードの発見 可能性の検討	技術的に容易 問題指摘が的確
2. 治療の開始	目標（ゴール）の設定 治療計画の立案	詳細な情報 正確な内容
3. 目標の決定	治療効果判定	変化に鋭敏 時間的に容易
4. 社会復帰	社会復帰計画	実情を反映 （自立の実用性） （介助の度合）

[安藤徳彦：評価の目的．日常生活活動（動作）―評価と訓練の実際，第3版（土屋弘吉ほか編），p.39，医歯薬出版，1992より作成]

memo

「している」ことを「継続できる」ためには，繰り返される動作や持続する姿勢のなかで，関節，筋などの筋骨格系にどのような負荷がかかるかを分析し，患者に説明することが大切である．たとえば，ものを持ち上げるとき膝関節を伸展したまま行うと腰椎に過負荷がかかり腰痛を引き起こすメカニズムを説明し，具体的に対策を指導するなどである．また，肥満防止や柔軟性・筋力の維持などの重要性もあわせて説明，指導することで「継続できる」ことになり，最高のQOLへの支援につながる．

を高める要因分析が重要となる．

③ 時間的経過のなかでのADL練習・指導

- 時間的経過のなかでADL評価の占める意義を示す（**表1-7**）．
- 時間的経過とともにADL練習・指導も変化する．
- 心身機能・身体構造障害の改善による活動制限の改善に伴い動作の自立の内容が変化してくる．たとえば，排泄の自立で考えると（**図1-12**），ベッド上での自立，ポータブルトイレ使用での自立，トイレまで移動しての自立のように向上する．これはQOLの向上を意味し，起居・移乗・移動能力にあわせ，よりQOLが高くなるよう動作を練習・指導していくことが重要である．また，食事の自立も関連して考えると，心身機能・身体構造障害が重度の場合，食事・排泄がベッド上という同一環境で行われていることになる．可能な限り早期に食事は食堂で，排泄はトイレでとQOLを考えた練習・指導が必要である．このためには，看護師を含めたリハビリテーションチームとしての取り組みが重要となる．
- 退院前は退院先の個人因子，環境因子による参加制約を考慮した練習・指導が重要となる．

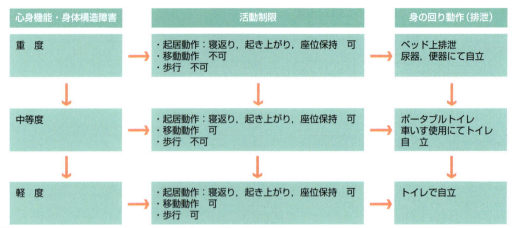

図1-12　時間的経過のなかで変化するさまざまな自立の例（排泄）

学習到達度自己評価問題

1. ADLとIADLの範囲について説明しなさい．
2. ICIDHとICFの相違について説明しなさい．
3. なぜQOLはリハビリテーション医療における最終目標として位置づけられているのか説明しなさい．
4. ADLの問題解決方法について説明しなさい．
5. ADL練習・指導と運動療法の違いについて説明しなさい．
6. ADL練習・指導の原則について説明しなさい．
7. 時間的経過のなかでのADL練習・指導はどのように変化するのか説明しなさい．

2 ADL評価とその実際① ADL評価の概要と評価法

一般目標
1. リハビリテーションおよび理学療法におけるADL（日常生活活動）評価の位置づけを理解する．
2. 理学療法士がADL評価を行う目的と，その役割について理解する．

行動目標
1. ADL評価を行う目的と評価方法を説明できる．
2. ADL評価の留意点について説明できる．
3. 急性期，回復期，維持期で行うADL評価の意義を説明できる．

調べておこう
1. ADL評価と身体機能との関係について調べよう．
2. それぞれのADL評価法における補装具や自助具の取り扱いについて調べよう．

A ADL評価の歴史

ADL：activities of daily living

1 ADL評価の歴史

- 1945年（第二次世界大戦終戦）以降，多くの戦傷者の機能障害の回復と同時に，生活機能障害，とくに基本的動作能力の障害に取り組む必要性が生じ，ADLの概念が発展した．
- 患者の機能評価のため，1960年代以降，バーセルインデックス（BI）やカッツインデックス Katz index of ADL などのADL評価が相次いで発表された．

  BI：Barthel index

- 1980年，国際障害分類（ICIDH）における障害モデルが世界保健機関（WHO）により提示され，ADL障害は能力障害 disability に属することが明示された．この障害モデルの枠組みに従って，能力障害がリハビリテーション医学の中核となった．

  ICIDH：International Classification of Impairments, Disabilities and Handicaps
  WHO：World Health Organization

- 1983年には，セルフケア，排泄管理，移乗・移動，コミュニケーション，社会的認知の各領域を7段階で評価する機能的自立度評価表（FIM）が開発された．

  FIM：functional independence measure

- 2001年，ICIDHの改訂版として国際生活機能分類（ICF）がWHOにより採択された．

  ICF：International Classification of Functioning, Disability and Health

2 国際分類（ICIDHとICF）

- ICIDHはマイナス面を評価する分類である.
- ICFはマイナス面に加え，プラス面も評価する分類である.
- ICFは，生活機能を「健康状態」「心身機能・身体構造」「活動」「参加」「環境因子」「個人因子」の6領域に分類している（**図1-3**参照）.
- ICIDHでは，ADL評価を「能力障害」の測定で用いていた.
- ICFでは，ADL評価を6領域のうち「活動」の測定に用いる.

B ADL評価の目的

- ADL評価はリハビリテーションの過程において標準的に行われている.
- ADL評価の目的は，①活動状況（ADL）の把握，②理学療法プログラムの考案，③理学療法効果の判定と見直し，④社会復帰計画の立案，⑤施設間や他職種との情報交換，⑥理学療法研究，などである.

1 活動状況（ADL）の把握

- 「起居動作」や「移乗動作」など各動作のでき具合（可，不可など）を把握する.
- 各動作における介助量を検討する.
- ADL障害の原因となっている機能障害とのつながりを分析する.
- たとえば，片麻痺患者がベッドからの起き上がりを困難にしている場合，体幹や上肢などの可動域（ROM）制限や疼痛，筋力低下，あるいは異常な姿勢反射，精神機能の問題など，さまざまな因子のうち何が原因なのかを明らかにする.
- 患者や家族からのADLに関する聴取だけではなく，実際に必要な動作を実行してもらい観察，分析する. 実施できない場合は，患者や家族，他の医療従事者から聴取を行う.
- また，動作分析などの質的評価では装具を使用してもよいが，量的評価の場合は，ADL評価の種類によって異なる.

ROM：range of motion

2 理学療法プログラムの考案

- ADL評価の結果を機能障害や精神状態などと結びつけ，相互の関連を十分に考察して理学療法プログラムを立案する.
- ADLの目標設定を行う.
- ADLのプログラムは，ICFにおける生活機能を考慮して作成する.
- 理学療法アプローチは，心身機能へのアプローチだけでなく，ADL指導，補装具や自助具の適応，介助方法なども含まれる.

③ 理学療法効果の判定と見直し

- 理学療法の効果判定のため，評価は適切な時期に実施する．
- 評価の結果，改善が認められない，あるいは低下している場合には，理学療法の方法を再検討する．

④ 社会復帰計画の立案

- 病院や施設ではバリアフリーの環境であるため，日常生活が行いやすい．
- しかし，在宅との物理的環境には差がある．
- 在宅復帰が近づいたら一度試験外泊や外出を行い，在宅でのADLを評価する．
- そのADL評価をもとに物理的環境の整備や新たな理学療法の見直しをする．
- 近年，高齢化が進み，在宅生活の位置づけは重要となっている．

⑤ 施設間や他職種との情報交換

- 施設間や他職種との情報交換にADL評価は有効である．
- 近年では，医療費削減のための資料としてもADL評価は使用されている．
- 障害年金，身体障害者手帳，介護保険などの基礎資料としても活用されている．

⑥ 理学療法研究

- ADL評価は，研究のアウトカム指標として用いられている．
- 予後予測としても用いることができる．
- 評価結果は各障害別や国別のADLの比較など種々の研究に用いられる．
- 脳卒中ではFIMとBIが圧倒的に多く使用されており，脊髄損傷，骨関節疾患ではFIMの使用が多い．

C　ADL評価の尺度

- ADL評価には**質的評価**（動作分析など）と**量的評価**（点数化）がある．
- 動作分析などの質的評価は，具体的な治療計画の資料にはなるが，基準化が困難であり，各評価者の経験や技量，知識量などによって評価の信頼性に欠けることがある．
- そのため，既存のADL評価法は量的評価が多く，評価尺度のほとんどが自立，監視，介助（一部介助，全介助）などの順序尺度である．
- ADL尺度の段階は，2段階から10段階を超えるものまで評価表によって違いがある．
- ADL評価法は，目的や尺度の心理学的特性，実用性（評価時間，評価者の慣れ具合）などを考慮して選択する．
- 尺度の数が少ない場合は，同一患者に対する評定において検者間での一致率が高いというメリットがある反面，患者の理学療法経過における変化をとらえる

鋭敏性（感度）に乏しい．
- 尺度の数が多い場合は，変化に鋭敏（高い感度）であるが，信頼性に欠けやすい．
- したがって，できるだけ標準化されたADL評価法を環境や状況に応じて選択する．
- なお，データを取り扱う際，ADL評価は順序尺度であるため，順序性はあるが等間隔性はないことに注意する．
- 比例（比率）率尺度は，数値を原点（絶対的0点）からの距離で表し，2つの数値を比で表すことができる．長さ，重さ，角度などがある．

memo
- 尺度には名義尺度，順序尺度，間隔尺度，比例尺度の4種類がある．
- **名義尺度**は，数値を単なる名前として対象に割り振る．命名，目印，分類のために用いられる．
- **順序尺度**は，数値を序列や順位で示す．競争の順位，ADLの点数，徒手筋力検査（MMT），ブルンストロームステージ（Brunnstrom stage）などがある．
- **間隔尺度**は，各数値と次数値の間隔が一定であるが，原点（絶対的0点）がない．温度，学力テスト，知能指数などがある．
- **比例尺度**は，各数値と次数値の間隔が一定であり，原点（絶対的0点）がある．身長，体重，ROMなどがある．

MMT：manual muscle testing

memo
ADL評価が備えるべき条件とは？
- 信頼性：複数の人が採点しても同じ点になるかどうかの検者間信頼性，同一検者が複数回測定しても同じ点になるかどうかの検者内信頼性がある．
- 妥当性：ADL評価法が測りたい内容を正しく測っているかである．
- 感度：問題のある部分を問題があると正確に判定する確率である．
- 特異性：ADL評価法がどれほど純粋に目的とする特性をとらえられているかである．
- 実用性：評価に時間がかかりすぎない，内容が難しすぎないなど，評価法を容易に簡便に使用できるかである．

D　ADL評価のポイント

1 ADLの実用性

- ADLには，実用性が問われる．
- 実用性は安全性，確実性，普遍性，耐久性，動作遂行時間，仕上がり度などの要素によって判断されている．
- 実用性は，患者の年齢，性別，疾患，生活状況，職業など社会環境にも依存する．

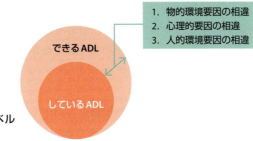

図2-1 評価場面のADLと実行レベルのADLに差異が生じる原因

■ たとえば，在宅生活では衣服の着脱，食事，洗面などに多少時間を要しても，個人の問題のため大きな問題にはならないが，職業生活においてはADLに時間がかかりすぎると他者に影響を与えるため，実用性に問題を生じる．

2 「できるADL」と「しているADL」

■ 理学療法室では可能なADLが病棟や在宅では同じようにできない場合が多い．
■ つまり，「できるADL」と「しているADL」という観点からADL評価を行う必要がある．
■ 「できるADL」と「しているADL」の間には通常差異があり，理学療法室で可能だからといって生活場面でその動作ができると判断してしまうことは危険である．
■ このような場合，「できるADL」と「しているADL」の両者を把握し，その差異が生じる原因を明らかにする．「できるADL」と「しているADL」に差異が生じる要因には，以下の3項目が考えられる（図2-1）．

a. 物的環境要因の相違

■ 物的環境要因には動作遂行に使用される家具や道具類の形や大きさ，高さ，長さ，硬さなどがある．
■ 物的環境が異なれば動作遂行に求められる身体機能が異なるため，当然できるADLに差異が生じる．
■ たとえば，「理学療法室のトイレは洋式であるが，在宅のトイレは和式である」「理学療法室は段差がなく歩きやすいが，在宅は段差が多く歩きにくい」などがある．

b. 心理的要因の相違

■ 精神状態がADL動作に与える影響も大きい．
■ 心理的要因には動作遂行場所の違いや検査者・介助者の違いによる精神的な影響，遂行動作を過剰に意識することなどがある．
■ たとえば，「理学療法室でのADL評価時は検者が隣にいて安心だが，実際の生活場面では誰も隣にいないので，怖くて何もできない」「理学療法室では時間にゆとりがあるが，実際の生活場面ではトイレなど急を要することが多い」「自己の障害に悲観的で，理学療法室では理学療法士などの指導に何とか従っているが，病棟に帰ると何もする意欲が湧かない」などである．

c. 人的環境要因の相違

■ 人的環境要因としては，介助者の有無や介助者がその疾患や障害について知識不足，理解不足であるために不適切な介助をしていることなどがある．

③ 動作分析の視点

■ 動作を観察し，得られた現象から動作を理論立てて解釈（動作分析）していくことで「できるADL」が判断できる．
■ 動作分析では，まず基本動作の実用性（安全性，確実性，普遍性，耐久性，動作遂行時間，仕上がり度など）の確認を行う．
■ 動作で生じている異常の要因を機能障害レベルで解釈することで，「できるADL」が明確になる．

④ 疲労への配慮

■ 理学療法施行前にADL評価をするのか，それとも施行後にするのか，患者の体力を考えて実施する．
■ ADL評価表の項目数にもよるが，疾患の特性や体力が低下している患者の場合は，一度ですべての評価を実施しようとせず，数回に分けて行ってもよい．

E　理学療法経過の時期別ADL評価の意義

① 急性期におけるADL評価

■ 急性期におけるADL評価は，患者の全身状態にもよるが，詳細にわたっての評価は困難である．
■ しかし，ADL評価は予後予測に必要であるため，可能な範囲でADL評価を実施する．

② 回復期におけるADL評価

■ 回復期においては機能回復が中心となることから，より具体的な治療方針（治療手段・方法），治療計画立案のための資料として，量的評価に加え質的なADL評価を行う．
■ 質的評価では，できない動作や異常な動作の原因や動作様式を動作分析によって記述する．
■ 動作分析により，機能回復状況や治療経過が患者とその家族にも容易に理解できれば，インフォームド・コンセントの資料としても有効である．
■ どの時期にもいえるが，とくに回復期では「できるADL」と「しているADL」に差異が生じやすいため，質的な評価が必要となる．

3 維持期におけるADL評価

- 退院前には，実際の家庭や職場，地域での社会生活におけるADL評価を行う．
- 主として，家庭・職場環境整備，介護や社会的資源活用のための指導，助言に利用する．
- 維持期におけるADL評価は，患者個人の機能向上を目指した評価よりは，介助方法の判定や介護機器導入を目的としたものになる．
- 維持期で使用される評価表は，「自立度」よりはむしろ「介護度」が重要視される．
- ADL評価は，病院と地域とのスムーズな連携のために患者の機能状態の情報伝達手段としても利用されるため，地域の医療・福祉関係者も容易に理解できる評価表を使用する．
- **介護保険（制度）***の場面では，厚生労働省『障害高齢者の日常生活自立度（寝たきり度）』が介護度の指標によく使用されている．

> ***介護保険（制度）** 介護の負担を社会全体で支え合うためにつくられた制度であり，2000（平成12）年4月からスタートした．

F　さまざまなADL評価

1 バーセルインデックス（BI）（第4章参照）

a. 特　徴
- 「**できるADL**」を評定しやすい．
- ADL動作の自立の程度を評価する．IADLは含まれない．

b. 項目と尺度
- 食事，車いす・ベッド間の移乗，整容，トイレ動作，入浴，移動，階段昇降，更衣，排便自制，排尿自制といった身の回り動作を中心とした10項目より構成されている（**表4-1**参照）．
- 各項目は，基本的に「自立」「部分介助」「全介助」の3段階の順序尺度になっている．
- 各項目の配点には，15点から0点の重みづけがなされており，総得点は100点となる．

2 機能的自立度評価法（FIM）（第5章参照）

a. 特　徴
- 認知項目や介助量が評価でき，「**しているADL**」の経過を追いやすい．
- 介護負担度の概念が明確にされている．

b. 項目と尺度
- 評価項目はセルフケア（6項目），排泄コントロール（2項目），移乗（3項目），移動（2項目）の運動項目13項目，コミュニケーション（2項目），社会的認知（3項目）の認知項目5項目を加えた合計18項目から構成されている（**表**

> IADL：instrumental activities of daily living

> **memo**
> 臨床現場では，BIが「できるADL」，FIMが「しているADL」という明確な使い分けはない．ただし，BIで「しているADL」を評定する場合は，認知項目や介助量の評価もあわせて実施する必要がある．臨床での使い方に誤解が生じないように，加えて第4，5章でこの点をふまえて学習すること．

表2-1 ケニー式セルフケア評価

| 番　号 | | 診断名 | | 氏　名 | | 発症年月 | | 入院年月 | | 年　齢 | |

評点コード： 0＝全依存 1＝広範囲の 　　介助 2＝中程度の 　　介助 3＝少量の介 　　助および/ 　　または監 　　督 4＝自立	評定月日	ベッド		移　乗			移　動			更　衣			衛　生					食事	セルフケア得点	理学療法士	作業療法士	看護師	医師
		ベッド上移動	座りと立ち上がり	座位になる	立位になる	トイレ	歩行	階段	車いす	上部体幹と腕	下部体幹と腕	足	顔・髪・腕	胴・会陰	下肢	排尿	排便	食事					
	予想退院時評点																						
	入院評価時評点																						

1969年，Schoeningらによって開発された.

[鎌倉矩子：ADLの評価. ADLとその周辺—評価・指導・介護の実際（伊藤利之，鎌倉矩子編），p.16，医学書院，1994より作成]

5-1参照).

■ 評価尺度は介護の程度に応じて1点から7点の7段階である.

③ ケニー式セルフケア評価Kenny self care evaluation（表2-1）

a. 特　徴
■ 評定されるのは，「ADL能力」である.
■ 介助の必要量が得点に反映される.
■ 人員配置の決定など病院管理の資料としても用いられる.

b. 項目と尺度
■ ベッド上の活動，移乗，移動，更衣，衛生（身体の清潔），食事の6項目から構成され，さらに各項目に1〜5個の活動が含まれている.
■ 評定尺度をそのまま数値に置き換えたうえ，すべてを合算して得点とする方式である.
■ 各小項目については，全依存0点，自立4点，その中間は介助量の多少によって1〜3点とする.
■ 大項目ごとに平均点を算出し，その平均点を合算する（総点数［最高点］24点）.
■ 評定方法の細かい部分については決められていない.

④ PULSESプロフィル改訂版（表2-2）

a. 特　徴
■ 評定されるのは，「生活機能」である.
■ 医学的リハビリテーションにおける評価，効果そしてリハビリテーションの予後を明確にとらえ，記録することに役立っている.

b. 項目と尺度
■ 身体状況physical condition，上肢機能upper limb functions，下肢機能lower limb functions，コミュニケーションと視覚sensory components，排尿・排便

表2-2 PULSES プロフィル改訂版

Physical condition	身体状況. 内臓疾患（心臓血管，胃腸，泌尿器，内分泌）と神経疾患による障害を含む	
	1	医療や看護の診療や指導を3ヵ月以上必要とせず，医療の問題が安定している.
	2	医療や看護の診療や指導が3ヵ月以内に必要であるが，毎週ではない.
	3	少なくとも毎週，定期的な医療や看護の注意が必要であり，医療の問題が十分安定しているとはいえない.
	4	少なくとも毎日，集中的な医療や看護の管理（介助のみのケアである場合も含む）をするような医療を必要としている.
Upper limb functions	上肢機能. 主として上肢機能によるセルフケア動作（飲/食，衣類上/下，装具/義肢，整容，排尿・便の始末）	
	1	上肢に機能障害がなく，セルフケアにおいて自立している.
	2	上肢にいくらかの機能障害があるが，セルフケアにおいて自立している.
	3	上肢に機能障害があるかまたはない場合でも，セルフケアにおいて介助や指導に依存している.
	4	上肢にはっきりとした機能障害があり，セルフケアにおいて完全な依存である.
Lower limb functions	下肢機能. 主として下肢機能による移動（移乗：いす/トイレ/浴槽またはシャワー，歩行，階段，車いす）	
	1	下肢の機能障害がなく，移動が自立している.
	2	下肢にいくらかの障害はあるが，移動は自立している. 歩行補助具の使用，装具または義肢，その他明らかな建築上あるいは環境的な障壁も問題にならず車いす動作が自立している.
	3	下肢に機能障害があるかまたはない場合でも，移動において介助や指導に依存しているか，または車いす動作の部分的自立や，明らかな建築上および環境的な障壁が問題になる.
	4	下肢にはっきりした機能障害があり，移動において完全な依存である.
Sensory components	コミュニケーション（話す，聞く）と視覚	
	1	コミュニケーションと視覚に機能障害がなく自立している.
	2	軽度の構音障害，軽度の失語，眼鏡や補聴器使用，基準的眼のケアなどのいくらかの機能障害があるがコミュニケーションと視覚が自立している.
	3	コミュニケーションと視覚において，説明や指導の援助に依存している.
	4	コミュニケーションと視覚において，完全な依存である.
Excretory functions (bladder and bowel)	排尿・排便機能	
	1	膀胱・直腸括約筋の完全な意識的コントロールがなされている.
	2	膀胱・直腸括約筋が社会活動において緊急な対応ができる. またはカテーテル，器具，補助具など，介助なしにケアができる.
	3	括約筋のケアに介助が必要またはしばしば失敗する.
	4	しばしば失禁状態で濡れて汚れている.
Support factors	支援的要素. 知的・情緒的適応を考慮，家族単位の援助，経済力	
	1	平常的役割を果たし，習慣的課題を遂行できる.
	2	平常的役割と習慣的課題遂行において，いくぶんかの加減が必要.
	3	援助，指導，励ましやきめ細かな配慮による公的または私的な世話による介助に依存.
	4	長期的施設ケア（慢性病院やナーシングホームなど）による依存，特別な評価，治療または集中的リハビリテーションのための時限的入院を除く.

1957年，Moskowitz と McCann により開発された.
[Moskowitz E, McCann CB：Classification of disability in the chronically ill and aging. J Chronic Dis **5**：342-346, 1957 より作成]

機能 excretory functions，支援的要素 support factors の6項目から構成されている. これらの頭文字から PULSES となる.

■ 6つの項目おのおのについて4段階（1～4点）の尺度で評定される.

■ 全項目の得点の総計がスコアとして表され，完全自立は総点6点，全介助は総点24点となる.

表2-3 カッツインデックス

項　目		基　準
入　浴	自　立	浴槽からの出入り，シャワー，入浴を介助なしに行う．または身体の一部の洗浄についてのみ介助を受ける．
	依　存	浴槽の出入り，シャワー，入浴は介助を必要とし，身体の2ヵ所以上の洗浄で介助を受ける．または全面的に他者に介助され入浴する．
更　衣	自　立	衣類の取り出しも含めて自分で行う，または靴紐結びのみ介助を受ける．
	依　存	衣類の取り出しや更衣に援助が必要．または一部しかできない．
トイレ	自　立	トイレへ行く．便器に腰かけ，立ち上がる．衣服の上げ下げ．排泄の後始末（夜間便器の操作可能）．
	依　存	常にベッドで便器使用．またはトイレの使用に介助が必要．
移　乗	自　立	一人でベッドやいすに出入りする（自助具の使用は問わない）．
	依　存	ベッドやいすの出入りに介助を要する．
排尿・排便自制	自　立	排尿・排便が完全に一人で可能．
	依　存	失禁がある．下剤やカテーテル，排尿・排便に介助を必要とする．
食　事	自　立	皿から口へ食物を運ぶ（パンにバターを塗る，あるいは肉を切るのに介助を受けてもよい）．
	依　存	介助を要する．経管栄養．

判　定	
A	すべて自立
B	1つを除いてすべて自立
C	入浴とそれ以外の1つを除いてすべて自立
D	入浴，更衣ともう1つを除いて自立
E	入浴，更衣，トイレともう1つを除いて自立
F	入浴，更衣，トイレ，移乗ともう1つを除いて自立
G	すべて依存
その他	少なくとも2つは依存，ただしC，D，E，Fに分類されないもの

1963年，Katzらによって開発された．
[Katz S et al：Studies of illness in the aged. The index of ADL：a standardized measure of biological and psychosocial function. JAMA **185**, 914-919, 1963 より作成]

5 カッツインデックス（表2-3）

a. 特　徴
- 老化や慢性疾患の治療経過や予後に関する研究に用いられている．
- また，リハビリテーション教育にも活用できる．

b. 項目と尺度
- 入浴，更衣，トイレ，移乗，排尿・排便自制，食事の6項目から構成される．
- 6項目おのおのについて自立と依存のいずれであるか判定する．
- 自立の項目の数によってAからGの段階づけを行う．
- 当てはまらない場合は，「その他」にランクする．
- 自立と依存の区分で検者間の信頼性を確保するために，評価の手引が準備されている．

表2-4 手段的日常生活活動（IADL）尺度

項　目	男性	女性
A 電話を使用する能力		
1．自分から電話をかける（電話帳を調べたり，ダイアル番号を回すなど）．	1	1
2．2, 3のよく知っている番号をかける．	1	1
3．電話に出るが自分からかけることはない．	1	1
4．全く電話を使用しない．	0	0
B 買い物		
1．すべての買い物は自分で行う．	1	1
2．小額の買い物は自分で行える．	0	0
3．買い物に行くときはいつも付き添いが必要．	0	0
4．全く買い物はできない．	0	0
C 食事の準備		
1．適切な食事を自分で計画し準備し給仕する．		1
2．材料が供与されれば適切な食事を準備する．		0
3．準備された食事を温めて給仕する，あるいは食事を準備するが適切な食事内容を維持しない．		0
4．食事の準備と給仕をしてもらう必要がある．		0
D 家　事		
1．家事を一人でこなす，あるいは時に手助けを要する（例：重労働など）．		1
2．皿洗いやベッドの支度などの日常的仕事はできる．		1
3．簡単な日常的仕事はできるが，妥当な清潔さの基準を保てない．		1
4．すべての家事に手助けを必要とする．		1
5．すべての家事にかかわらない．		0
E 洗　濯		
1．自分の洗濯は完全に行う．		1
2．ソックス，靴下のゆすぎなど簡単な洗濯をする．		1
3．すべて他人にしてもらわなければならない．		0
F 移送の形式		
1．自分で公的機関を利用して旅行したり自家用車を運転する．	1	1
2．タクシーを利用して旅行するが，その他の公的輸送機関は利用しない．	1	1
3．付き添いがいたり皆と一緒なら公的輸送機関で旅行する．	1	1
4．付き添いか皆と一緒で，タクシーか自家用車に限り旅行する．	0	0
5．全く旅行しない．	0	0
G 自分の服薬管理		
1．正しいときに正しい量の薬を飲むことに責任がもてる．	1	1
2．あらかじめ薬が分けて準備されていれば飲むことができる．	0	0
3．自分の薬を管理できない．	0	0
H 財産取り扱い能力		
1．経済的問題を自分で管理して（予算，小切手書き，掛金支払い，銀行へ行く）一連の収入を得て，維持する．	1	1
2．日々の小銭は管理するが，預金や大金などでは手助けを必要とする．	1	1
3．金銭の取り扱いができない．	0	0

採点法は各項目ごとに該当する右端の数値を合計する（男性0～5，女性0～8点）．

［Lawton MP, Brody EM：Assessment of older people：self maintaining and instrumental activities of daily living. Gerontologist **9**：179-186, 1969より作成］

6 ロートンのIADLスケール（表2-4）

a. 特　徴

■「高齢者の活動能力」をみるために1969年に提案された．

b. 項目と尺度

■ロートンがIADLとして定義した電話使用，買い物，食事準備，掃除，洗濯，乗り物利用，服薬管理，家計管理の8項目が含まれている．

表2-5 「老研式活動能力指標」質問紙

毎日の生活についてうかがいます．以下の質問のそれぞれについて，「はい」「いいえ」のいずれかに○をつけて，お答え下さい．質問が多くなっていますが，ごめんどうでも全部の質問にお答え下さい．

1. バスや電車を使って一人で外出できますか.	1. はい	2. いいえ
2. 日用品の買い物ができますか.	1. はい	2. いいえ
3. 自分で食事の用意ができますか.	1. はい	2. いいえ
4. 請求書の支払いができますか.	1. はい	2. いいえ
5. 銀行預金・郵便貯金の出し入れが自分でできますか.	1. はい	2. いいえ
6. 年金などの書類が書けますか.	1. はい	2. いいえ
7. 新聞を読んでいますか.	1. はい	2. いいえ
8. 本や雑誌を読んでいますか.	1. はい	2. いいえ
9. 健康についての記事や番組に関心がありますか.	1. はい	2. いいえ
10. 友だちの家を訪ねることがありますか.	1. はい	2. いいえ
11. 家族や友だちの相談にのることがありますか.	1. はい	2. いいえ
12. 病人を見舞うことができますか.	1. はい	2. いいえ
13. 若い人に自分から話しかけることがありますか.	1. はい	2. いいえ

1987年，古谷野らによって開発された．
[古谷野亘ほか：地域老人における活動能力の測定．日公衛誌 34：109-114，1987より作成]

- 男性と女性の場合を分けて得点が定められている．

7 老研式活動能力指標（表2-5）

a. 特 徴
- IADLの指標としてわが国で開発された．
- 買い物や料理など高次の生活機能の評価を行うことを目的としている．

b. 項目と尺度
- IADL，知的能動性，社会的役割の3つの下位尺度について評価する．
- 13項の質問項目を設け，「はい」「いいえ」で答える．
- 「はい」を1点，「いいえ」を0点として，合計得点を求める．

memo
- 手段的日常生活活動（IADL）とは，ADLでの動作を応用し，動作の範囲をさらに広げた活動動作のことをいう．
- 具体的には，調理，洗濯，買い物などの家事や通信（電話，FAX，電子メールなど），金銭管理，趣味活動，自動車の運転や交通機関の利用などがある．

8 子どものための機能的自立度評価法（WeeFIM）（表2-6）

a. 特 徴
- 成人用のFIMをモデルとした18項目の観察式測定法である．
- 神経発達障害のある6ヵ月～8歳の小児のために考案された．

FIM：functional independence measure

F さまざまな ADL 評価　033

表2-6　子どものための機能的自立度評価法（WeeFIM）

評価項目	
セルフケア	
■食事	咀嚼，嚥下を含めた食事動作
■整容	口腔ケア，洗髪，手洗い，洗顔
■清拭	風呂，シャワーなどで首から下（背中以外）を洗う
■更衣（上半身）	腰より上の更衣および義肢，装具の装着
■更衣（下半身）	腰より下の更衣および義肢，装具の装着
■トイレ動作	衣服の着脱
排泄管理	
■排尿	排尿コントロール，器具や薬物の使用を含む
■排便	排便コントロール，器具や薬物の使用を含む
移　乗	
■ベッド，いす，車いす	それぞれの間の移乗，起立動作
■トイレ	トイレへ（から）の移乗
■風呂・シャワー	風呂おけ，シャワー室へ（から）の移乗
移　動	
■歩行，車いす，這い這い	屋内での歩行，車いす移動，または這い這い
■階段	12〜14段の階段昇降
コミュニケーション	
■理解	日常会話に理解，複数の指示の理解
■表出	基本的欲求，考えの表現（音声的，非音声的）
社会的認知	
■社会的交流	遊びへの参加，決まりへの理解
■問題解決	日常生活上での問題解決 （例）電話をかける，食料品を選り分けてしまう
■記憶	ゲームやおもちゃの遊び方，休日や誕生日の記憶，詩や歌の記憶，氏名，年齢，性，"いないいないばー"のまね
評価尺度	
自　立	7.完全自立（補装具などを使わずに，通常の時間内で安全性に） 6.修正自立（補装具などを使用，時間がかかる，安全性に問題）
部分介助	5.監視または準備（見守り，指示，準備が必要） 4.最小介助（子ども自身で課題の75%以上） 3.中等度介助（子ども自身で課題の50%以上）
完全介助	2.最大介助（子ども自身で課題の25%以上） 1.全介助（子ども自身で課題の25%未満）

[McCabe MA, Granger CV：Content validity of a pediatric functional independence measure. Appl Nurs Res **3**
（3）：120-122, 1990 より作成]

b. 項目と尺度

■セルフケア，排泄コントロール，移乗，移動，コミュニケーション，社会的認知の6領域からなり，これらは運動スケールと認知スケールの2つのスケールに組織化される．

■介助量に応じて7段階スケールを用いて採点する．

■項目得点は1〜7点，総得点は18〜126点であり，最高得点は機能的自立度が最高レベルであることを示す．

⑨ リハビリテーションのための子どもの能力低下評価法（PEDI）

a. 特　徴

■6ヵ月から7.5歳までの子どもにおける日常生活上で特定のことができる能力と遂行状態を集めた評価法である．

表2-7 旧厚生省による障害老人（高齢者）の日常生活自立度（寝たきり度）判定基準

区　分	ランク	判定基準
生活自立	J	何らかの障害を有するが，日常生活はほぼ自立しており独力で外出する．
	1	交通機関などを利用して外出する．
	2	隣近所へなら外出する．
準寝たきり	A	屋内の生活はおおむね自立しているが，介助なしには外出しない．
	1	介助により外出し，日中はほとんどベッドから離れて生活する．
	2	外出の頻度が少なく，日中も寝たきりの生活をしている．
寝たきり	B	屋内の生活は何らかの介助を要し，日中もベッド上での生活主体で座位を保つ．
	1	車いすに移乗し，食事，排泄はベッドから離れて行う．
	2	介助により車いすに移乗する．
	C	1日中ベッドで過ごし，排泄，食事，着替えにおいて介助を要する．
	1	自分で寝返りをうつ．
	2	自分では寝返りもうたない．

※判定に際しては「〜をすることができる」といった「能力」の評価ではなく「状態」，とくに「移動」にかかわる状態像に着目して，日常生活自立の程度を4段階（J，A，B，C）にランク分けする．
[「障害老人の日常生活自立度（寝たきり度）判定基準」の活用について，平成3年11月18日老健第102-2号，厚生省大臣官房老人保健福祉部長通知より作成]

- 特定のことができる能力とは，子どもが習得して上手に使いこなしている機能的スキルのことである．
- 遂行状態とは，保護者の介助レベルや環境調整の量のことで，セルフケア，移動，社会的機能の3つの領域をそれぞれ評価する．
- 両親または子どもの支援に従事している専門職員に聞きとりで調査する．

b. 項目と尺度

- 機能的スキル197項目，複合的活動20項目からなり，いずれもセルフケア，移動，社会的機能の3領域に分類される．
- 機能的スキルの項目は，要素的技能を1（能力がある）か0（まだ能力を示していない，不可能である）の2段階で評価する．
- 機能的活動における遂行は，活動を成し遂げるために必要な介助（介護者による介助尺度：0〜5の6段階）と環境的調整のレベル（調整尺度：N，R，Eの3段階）を用いて評価される．
- セルフケア，移動，社会的機能のそれぞれの点数をもとにスコアを出すことによって基準値標準スコアと尺度化スコアを導き出す．
- 基準値標準スコアからは，同年代の子どもの能力に比べて遂行状態がどの程度なのかがわかる．

PEDI : pediatric evaluation of disability inventory

- 尺度化スコアは，子どもの能力を0〜100点で表し，PEDIでの最大値と比較してどの程度の状態なのかがわかる．
- PEDIの評価項目は独立して用いることができる．たとえば治療目標がセルフケアだけに絞られている場合は，セルフケアの項目だけ実施してもよい．

表2-8 ADLの状況

1. 移動
a. 時間がかかっても介助なしに一人で歩く.
b. 手を貸してもらうなど一部介助を要する.
c. 全面的に介助を要する.

2. 食事
a. やや時間がかかっても介助なしに食事をする.
b. おかずを刻んでもらうなど一部介助を要する.
c. 全面的に介助を要する.

3. 排泄
a. やや時間がかかっても介助なしに一人で行える.
b. 便器に座らせてもらうなど一部介助を要する.
c. 全面的に介助を要する.

4. 入浴
a. やや時間がかかっても介助なしに一人で行える.
b. 体を洗ってもらうなど一部介助を要する.
c. 全面的に介助を要する.

5. 着替
a. やや時間がかかっても介助なしに一人で行える.
b. そでを通してもらうなど一部介助を要する.
c. 全面的に介助を要する.

6. 整容(身だしなみ)
a. やや時間がかかっても介助なしに自由に行える.
b. タオルで顔を拭いてもらうなど一部介助を要する.
c. 全面的に介助を要する.

7. 意思疎通
a. 完全に通じる.
b. ある程度通じる.
c. ほとんど通じない.

※判定にあたっては,補装具や自助具等の器具を使用した状態であっても差し支えない.
[「障害老人の日常生活自立度(寝たきり度)判定基準」の活用について,平成3年11月18日老健第102-2号,厚生省大臣官房老人保健福祉部長通知より作成]

表2-9 認知症高齢者の日常生活自立度判断基準

ランク	判断基準
Ⅰ	何らかの認知症を有するが,日常生活は家庭内および社会的にほぼ自立している.
Ⅱ	日常生活に支障をきたすような症状・行動や意思疎通の困難さが多少みられても,誰かが注意していれば自立できる.
Ⅱa	家庭外で上記Ⅱの状態がみられる.
Ⅱb	家庭内でも上記Ⅱの状態がみられる.
Ⅲ	日常生活に支障をきたすような症状・行動や意思疎通の困難さがみられ,介護を必要とする.
Ⅲa	日中を中心として上記Ⅲの状態がみられる.
Ⅲb	夜間を中心として上記Ⅲの状態がみられる.
Ⅳ	日常生活に支障をきたすような症状・行動や意思疎通の困難さが頻繁にみられ,常に介護を必要とする.
M	著しい精神症状や問題行動あるいは重篤な身体疾患がみられ,専門医療を必要とする.

[「認知症である老人の日常生活自立度判定基準」の活用について,平成5年10月26日老健第135号,厚生省老人保健福祉局長通知より作成]

10 障害高齢者の日常生活自立度（寝たきり度）評価 （表2-7）

a. 特　徴
- ADL評価ではなく，自立度（寝たきり度）の評価である．
- 介護老人保健施設では判定が義務づけられているため，これらの施設での認知度が100％と高く，介護保険適用施設やサービス間での情報交換には有効である．
- **要介護度***を判定するのに適している．
- 本基準においては障害をもたない健常高齢者は対象としていない．

***要介護度**　被保険者の介護を必要とする度合を表す．最も軽度の要支援1，要支援2から要介護1，要介護2，要介護3，要介護4，最も介護を要するとされる要介護5の7段階に分けられる．

b. 項目と尺度
- 判定に際しては，日常生活自立の程度を4段階（J，A，B，C）にランク分けする．
- 自立度の判定と合わせて，「移動」「食事」「排泄」「入浴」「着替」「整容（身だしなみ）」「意思疎通」といった個人の「ADLの状況」についても判定する（表2-8）．
- 「ADLの状況」は，介護度の判定や入退所の判定会議でよく使用される．
- 「ADLの状況」はa，b，cの3段階に分類し，それぞれ自立，一部介助，全介助に相当するものである．
- aは日常生活活動の当該項目について自立していることを表す．すなわち短い時間内に，一連の動作が介助なしに一人で終了できる場合が該当する．
- bは日常生活活動の当該項目について部分的に介助してもらえれば何とかなる場合が該当する．一人で行った場合には極端に時間がかかり，仕上がりが不完全となる場合も含む．
- cは日常生活活動の当該項目について，一人では一連の動作を遂行することが全くできない場合が該当する．

11 認知症高齢者の日常生活自立度 （表2-9）

a. 特　徴
- 高齢者の認知症の程度をふまえた日常生活自立度を表すものである．
- 認知症者にかかる介護の度合いや負担度をレベルごとに分類している．
- 主に医療関係者や施設事業者が書面で利用者（患者）の情報をやりとりする際や，介護保険の認定の際（認定調査の資料，主治医意見書）の書類に使用される．

b. 項目と尺度
- レベルには「自立，I，IIa，IIb，IIIa，IIIb，IV，M」の8段階があり，Iに近い方が軽度で，IVに近くなるほど重度である．
- 認知症のない場合は「自立」，著しい精神症状や周辺症状あるいは重篤な身体疾患がみられ専門医療の必要性がある場合は「M」にチェックを入れる．

学習到達度自己評価問題
1. 活動状況の把握はどのようにして行われるのか説明しなさい．
2. ADLの場面では，なぜ実用性が問われるのか説明しなさい．
3. なぜ時期によってADL評価の意義が異なるのか説明しなさい．

3 ADL評価とその実際② 動作分析の視点

一般目標 GIO

1. 動作観察，動作分析の目的を知り，その方法を理解する．
2. 動作を運動学的側面から分析する方法を理解する．

行動目標 SBO

1. 動作観察，動作分析が実施できる．
2. デジタルビデオカメラを使用して運動学的解析が実施できる．

調べておこう

1. 寝返り，起き上がり，立ち上がりなど基本動作の動作観察，動作分析を行ってみよう．
2. 発達段階（乳児期，幼児期，学童期，青年期，壮年期，高齢期）によって基本動作にどのような違いがあるか調べよう．

A 理学療法のなかの動作観察，動作分析の位置づけ

- 自然な動作を観察し，動作様式や動作の異常性などをありのままに記録することが**動作観察**であり，動作観察で抽出された問題の原因をさまざまな要素から解釈することが**動作分析**である．
- 動作観察および動作分析は具体的な治療計画を立案するために重要であり，理学療法評価のなかでは必ず実施する．
- 機能回復の状況や治療経過を患者や家族に説明するインフォームド・コンセントの資料としても有効である．
- 理学療法評価には**トップダウン過程**と**ボトムアップ過程**がある．
- トップダウン過程とは，情報収集の段階で問題となるADLをみつけだし，その動作を観察，分析することにより心身機能，身体構造レベルの問題点を推測し，それに対する理学療法検査を行う評価方法である（**図3-1**）．
- ボトムアップ過程とは，情報収集をした後，その疾患で障害されると考えられるすべての心身機能・身体構造に対する理学療法検査を行い，その結果から特定の動作を観察，分析し，ADLを把握する評価方法である（**図3-2**）．
- トップダウン過程の評価の長所は，必要な検査項目だけを行うため患者の負担が少ないことであり，短所は，動作観察，分析の経験が少ないと心身機能，身体構造レベルの問題点を把握することが難しいことである．

ADL：activities of daily living

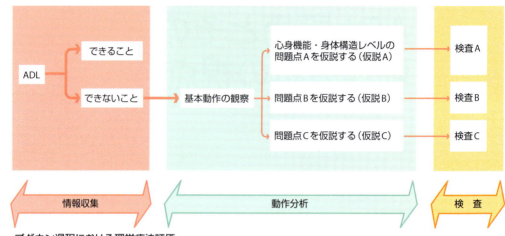

図3-1 トップダウン過程における理学療法評価

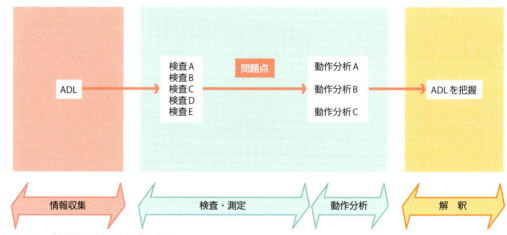

図3-2 ボトムアップ過程における理学療法評価

- ボトムアップ過程の評価の長所は，学生や新人理学療法士など経験が浅い者でもその影響が少ないことであり，短所は，評価に膨大な時間を要することである．
- 動作観察は動作分析を行ううえで大変重要な情報である．
- 動作観察では，「なぜこの動作が難しいのか」「健常者との違いは何か」などの異常性を考察していく．
- 動作観察で得られた情報を元に，動作を理論的に解釈し，動作分析によって現象の本質を探る．

B 動作観察，動作分析の方法

a. 自然な動作の観察とその解釈

- 患者の表出した様子をありのままに記録し，口頭指示や特別な環境設定などの

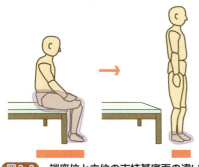
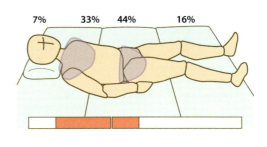

図3-3 端座位と立位の支持基底面の違い　　図3-4 背臥位における圧分布

- 人為的な干渉を加えない．
- 観察項目には，呼吸様式や発汗などの自律神経の側面や，ためらい，恐怖感などの情動的側面も含まれる．
- 観察で抽出された問題の原因と心身機能，身体構造レベルとの関連性を探る．
- 心身機能，身体構造レベルの問題には，関節可動域（ROM）制限，筋力低下，感覚障害，姿勢反応などがあげられる．
- 疾患などの情報や各理学療法評価結果とあわせて動作の異常性の原因を探る．

ROM：range of motion

b. 正常動作や力学的側面の理解
- 何が健常者と違うか，何が異常か，この動作がなぜできないのかを考える．
- 実際に患者の動作を真似することで，どこに力が入るか，どの運動が起こりにくいかを確認する．
- また，支持基底面（身体が地面と接している面）や重心の位置など力学的側面を理解することで，動作観察の解釈が容易になる．

①支持基底面
- 支持基底面は狭いよりも広いほうが安定するが，広くなることで動きは制限される．
- たとえば，端座位と立位では，端座位のほうが支持基底面が広いため姿勢は安定するが，動きは立位に比べると制限される（図3-3）．
- また，身体のなかで広い支持基底面をもつ部位に圧力が集中する．
- たとえば，背臥位の場合，広い支持基底面をもつ肩や骨盤に圧力が集中しやすい（肩33％，骨盤44％）（図3-4）．

②重心の位置
- 重心の位置は，低ければ低いほど，外力に対する安定感が増す．
- つまり，「重心が低く，支持基底面が広いほど安定」し，「重心が高く，支持基底面が狭いほど不安定」となる．
- 例として，支持基底面と重心の変化をみるために，床から立ち上がる動作を考える（図3-5）．
- 床に座った位置から立位までの支持基底面は広い状態から狭い状態になり，また重心は低い位置から高い位置に変化する．つまり，安定した平衡状態から不安定な平衡状態へと変化する．

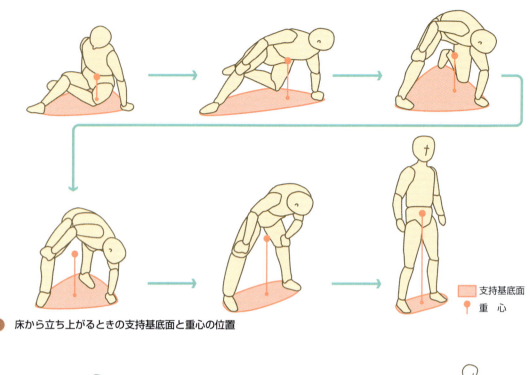

図3-5　床から立ち上がるときの支持基底面と重心の位置

支持基底面
重心

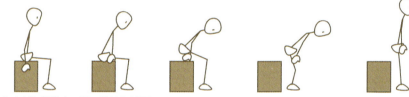

図3-6　台からの立ち上がり動作を5相に分けた線画

- 支持基底面の大きさ，支持基底面における重心の入り，重心の高さが姿勢の安定の要素となる．

c. 観察した動作の相ごとの分析

- 記録は，観察した運動が大まかにわかるような記述から始める（例：立ち上がり初期に手すりが必要であるなど）．
- 具体的に身体運動がイメージできる相に分けて記述する．線画で表すことで身体運動のイメージが具体的になる（図3-6）．
- 動作や関節運動の順序性，左右差，関節の動き，動作開始の構えなどを確認する．

　［例］図3-6の立ち上がり動作の場合，足・膝・股関節90°位，頸部・体幹中間位から，頸部・体幹前屈→離殿→膝・股関節伸展→体幹伸展という順序で動作を行っている．

- 動作のどの相で異常が起こるのかを明らかにし，左右差を比較する．
- 動作開始の構えや準備のしかたが動作の遂行を決定している場合も多い．

d. 実用性の要素の分析

- 自然な状態に加え，口頭指示（「速く」「正確に」など），物理的条件（いすの高さや固さなど），心理的条件（人混みでの歩行など）など，条件を変えたときの反応をみる．
- 条件は，動作の開始前に変更する場合と動作中に変更する場合がある．実際の生活では動作中に条件が変化することが多い．
- 遂行時間，耐久性，社会に容認される方法であるかなどを考慮し，機能性，安定性，安全性，安楽性，安住性の分析を行う．
- たとえば，片麻痺患者が低いいすから立ち上がる際，頸部・体幹前屈→離殿→膝・股関節伸展の相で体重が十分に前方へ移動せず，立ち上がりに介助が必要な場合があるが，物的条件を高いいすに変更することによって体重の前方移動が容易となり自立できることもある．

memo

動作分析の立場からみると，①機能性とは，特定の条件での姿勢保持や動作ができること，②安定性とは，姿勢，動作が再現性をもってできること，③安全性とは，動作の遂行に危険がないこと，④安楽性とは，動作の実施に身体，精神的苦痛を伴わないこと，⑤安住性とは，環境に適応した実用性があることである．

C 動作観察，動作分析の実際

- 歩行の場合を以下に示す（図3-7）．

①観察により，歩行周期の股・膝および足関節などの運動を記載する
- 歩行は踵接地（初期接地）を起点として，つぎに同じ下肢が踵接地するまでの1周期を観察する．
- 股・膝および足関節の関節角度変化，さらに骨盤回旋の変化をグラフで表す．

②歩行中の身体の重心の高さの変化を知る
- 重心の高さの変化をグラフで表す．

③歩行の1周期を線画で表現する
- ランチョ・ロス・アミーゴ方式は，初期接地 initial contact（IC），荷重応答期 loading response（LR），立脚中期 mid stance（MSt），立脚終期 terminal stance（TSt），遊脚前期 pre-swing（PSw），遊脚初期の始まり initial swing（ISw），遊脚中期 mid swing（MSw），遊脚終期 terminal swing（TSw）で構成されており，健常歩行と病的歩行の療法を記述できる方式である（表3-1）．

④歩行中の筋活動とその活動時期を推測する
- 図3-7に取り上げた筋について，その活動時期を推測して記入する．
- 筋活動の有無を触診により把握するとともに，関節運動との関連でその活動の機能を推測する．

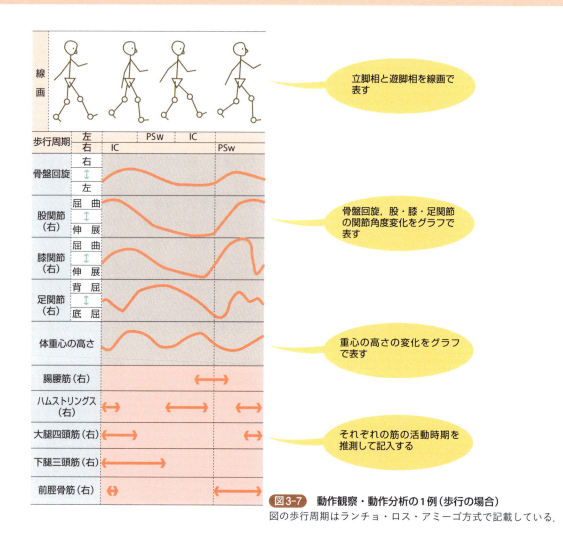

図3-7 動作観察・動作分析の1例（歩行の場合）
図の歩行周期はランチョ・ロス・アミーゴ方式で記載している．

表3-1 従来の用語とランチョ・ロス・アミーゴ方式

従来の用語		ランチョ・ロス・アミーゴ方式	
ヒールストライク（HS）	踵接地	イニシャルコンタクト（IC）	初期接地
フットフラット（FF）	足底接地	ローディングレスポンス（LR）	荷重応答期
ミッドスタンス（MS）	立脚中期	ミッドスタンス（MSt）	立脚中期
ヒールオフ（HO）	踵離地	ターミナルスタンス（TSt）	立脚終期
トゥオフ（TO）	つま先離地	プレスイング（PSw） イニシャルスイング（ISw）	遊脚開始前期～遊脚初期の始まり
アクセルレーション	加速期	ISwとミッドスイング（MSw）	遊脚初期～遊脚中期
ミッドスイング	遊脚中期	MSwとターミナルスイング	遊脚中期～遊脚終期
デセレーション	減速期	TSw	遊脚終期の一部

［Neumann KG：観察による歩行分析（月城慶一ほか訳），p.5-105，医学書院，2005より作成］

- たとえば，片麻痺患者の麻痺側肢の立脚前期（初期接地期～立脚中期）で膝折れが認められる場合，同側大腿四頭筋を触診し，収縮の程度から歩行様式や介助方法の検討にいたる．
- 歩行周期中の荷重，関節運動，筋活動との間の関係を理解し，確認する習慣をもつことが大切である．

D　機器を用いた動作分析

- 動作分析に用いる機器には三次元動作解析装置などがある．
- 三次元カメラシステムの性能が向上し，臨床への活用事例も幅が広がってきている．
- 三次元動作解析装置は三次元空間内の身体各部の位置を計測する機器であり，動作の特徴を数値で表すことができる．
- この装置は，歩行などの人間が空間で行うさまざまな動作を座標点の軌跡に変換し数値化するため，科学的に分析することを可能にしている．
- 対象者は，なるべく身体の**骨指標**（ランドマーク）*が露出できるような服装に着替えなければならない．
- カメラの台数が増えれば位置を決定するための情報が多くなるため，計測精度が高くなる．

＊骨指標（ランドマーク）
解剖学的特徴点をいい，計測の基準となる点である．肩峰，大転子，膝裂隙，外果，第5中足骨などが動作分析の骨指標としてよく使われている．

E　身の回り動作の分析

- 身の回り動作（セルフケア）は，食事・整容・更衣・排泄・入浴という生活で必要な動作を指す．
- 障害がない場合，一日のなかで身の回り動作に費やしている時間は，起床から就寝までの時間の20%以下，在宅で寝たきりの方でも30%前後である．
- 残りの約80%の時間はAPDLや移動，コミュニケーション，趣味や仕事といったことに費やされている．
- 生活上問題となる身のまわり動作は，それを構成する基本動作を観察することで，はじめて筋力低下，関節可動域の低下などの機能障害が明確となる．
- 身のまわり動作の分析はできるかどうかの判断だけでなく目的に応じて難易度や実用性もあわせて判断する必要がある．
- 食事や洗面など，支持基底面が変化するような移動がなく，手を使うだけの動作は，比較的獲得しやすい動作である．
- 更衣は，衣服に手や足を通すなど，支持基底面の変化が生じる動作を伴うため，食事や洗面と比較すると難易度が高くなる．
- 便器での排泄は，歩行や移乗などの動作が伴い，ズボンの着脱動作など立位姿勢での動作も必要なため，どれか1つでも基本動作が不十分であれば難易度が

APDL : activities parallel to daily living

高くなる.
- 入浴は，裸足での移動や歩行補助具が使用できないなど，慣れない不安定な動作を伴うため，身の回り動作のなかで難易度が高い.

学習到達度自己評価問題

1. 動作観察や動作分析に必要な要素を説明しなさい.
2. 歩行をいくつかの相に分け，線画を描き，それぞれの特徴を説明しなさい.

4 ADL評価とその実際③ バーセルインデックス(BI)

一般目標
1. バーセルインデックスの概要について理解する.
2. バーセルインデックスの評価方法について理解する.

行動目標
1. バーセルインデックスの項目と尺度が説明できる.
2. バーセルインデックスの特徴が説明できる.
3. バーセルインデックスを用いて, ADLの評価ができる.

調べておこう
- バーセルインデックスを使用して実際に評価してみよう.

A バーセルインデックスの歴史

- バーセルインデックス (BI) は, ADL評価法の1つであり1955年ころに医師マホーニー (Mahoney) と理学療法士バーセル (Barthel) によって開発された.
- 1965年ころに報告された "Mahoney FI, Barthel DW：Functional evaluation：The Barthel Index. *Maryland State Medical Journal* 14：61-65, 1965" が初発論文である.
- BI以前のADLの臨床的判定法は, 項目や定義が多様で, 信頼性や妥当性が不十分であり, 評定結果は数値処理に適していなかったため, グループ間の比較や個人の治療経過を表現することは困難であった.
- そのため, BIが定着する前は施設や病院で独自の評価法が用いられていることが多かった.
- 現在BIは, 脳血管障害, 脊髄損傷をはじめとするあらゆる疾患, 年代の評価に国際的に広く利用されているADL評価法の1つである.

BI：Barthel index

ADL：activities of dailyliving

B バーセルインデックスの特徴

- ADL動作の自立の程度を評価する. IADLやAPDLは含まれない.
- 自立の程度をADL動作能力 (いわゆる「**できるADL**」) で評価する.
- 身の回り動作を中心とした10項目 (食事, 車いす・ベッド間の移乗, 整容,

IADL：instrumental activities of dailyliving

トイレ動作，入浴，移動，階段昇降，更衣，排便自制，排尿自制）で構成されている（**表4-1**）.

- 認知能力については含まれていない.
- 各項目は，基本的に「**自立** independent」「**部分介助** with help」「**全介助** dependent」の3段階になっている．尺度は間隔尺度ではなく，順序尺度である.
- 各項目に15点から0点の重みづけがなされており，該当する得点を選び，最後に加算すれば点数が得られる.
- 項目により得点の重みづけが異なっているが，介助の量や時間を考慮して経験的に決められたとされ，理論的根拠は提示されていない.
- 総得点が100点満点で完全自立である.
- グレンジャー（Granger）ら（1979）は，60点が部分自立 assisted independentと介助 dependent の分岐点であると報告している.
- 一般的に85点以上が自立とされているが，95点以上を完全自立とする報告もある.
- 健常者はすべての動作を行うことが可能である.
- カッツインデックス，ケニー式セルフケア評価，機能的自立度評価法（FIM）など他のADL評価法との相関が高いことが報告されている.

FIM：functional independence measure

① バーセルインデックスの利点

- 脳血管障害，神経疾患，整形外科疾患をはじめとするあらゆる疾患に適応できる.
- リハビリテーション介入効果の検証や予後予測などに使用できる.
- 評価は簡便に実施でき，実施時間は30分以内で可能である.
- 評価方法は，聞き取りアンケート調査によっても可能である.
- グレンジャーら（1976）は，BIの信頼性について，検者間信頼性0.95，テスト・再テスト法による信頼性が0.89と高いと報告している.
- 入院時の得点は退院後の状態と相関があることが知られている.

② バーセルインデックスの欠点

- 2～4段階に分けるので感度が低く，わずかな機能的な変化をとらえにくい.
- 比較的難易度の低い課題で構成されていることから，**天井効果** ceiling effect が生じる．能力が高い対象者では課題が満点になってしまい，おのおのの差が出にくいという問題である.

B バーセルインデックスの特徴　　　047

表4-1 バーセルインデックス

項　目	判　定	点　数	基　準
食　事	自　立	10	適当な時間内で皿やテーブルから自力で食べ物をとって，食べることができる．自助具を用いる場合は自己にて装着可能であること．
	部分介助	5	食べ物を細かく切ってもらうなどの部分介助が必要．
	全介助	0	全介助．
車いす・ベッド間の移乗	自　立	15	以下の動作がすべて自己にて可能（車いすで安全にベッドに近づく，ブレーキをかける，フットサポートを上げる，ベッドに安全に移動する，横になる，起き上がりベッドに腰かける，必要であれば車いすの位置を変える，車いすに移動する）．
	最小限の介助	10	上記の動作のいずれかにわずかな介助が必要．または安全のための指示や監視が必要．
	移乗の介助	5	一人で起き上がり腰かけることは可能であるが，移乗に介助が必要．
	全介助	0	全介助．
整　容	自　立	5	手洗い，洗顔，整髪，歯磨き，髭剃り（道具の準備も含む），化粧が可能．
	全介助	0	介助が必要．
トイレ動作	自　立	10	トイレへの出入り，衣服の着脱，トイレットペーパーの使用が自己にて可能．必要であれば手すりを使用してもよい．ポータブルトイレや尿器を使用する場合はその洗浄管理もできる．
	部分介助	5	バランスが悪いために介助が必要．衣服の着脱やトイレットペーパーの使用に介助が必要．
	全介助	0	全介助．
入　浴	自　立	5	浴槽に入る，シャワーを使う，体を洗う，このいずれかの動作が自己にて可能．
	全介助	0	介助が必要．
移　動	自　立	15	監視や介助なしに45m以上歩ける．義肢・装具や杖，松葉杖，歩行器（車輪つきは除く）を使用してもよいが，装具使用の場合には装着と取り外し，継手のロック操作が可能なこと．
	部分介助	10	上記について，監視やわずかな介助があれば45m以上歩ける．
	車いす使用	5	歩けないが車いす駆動は自立し，角を曲がること，方向転換，テーブル，ベッド，トイレなどへの操作ができ，45m以上操作可能．
	全介助	0	全介助．
階段昇降	自　立	10	監視や介助なしで安全に階段昇降ができる．手すり，松葉杖や杖を利用してもよい．
	部分介助	5	上記について，監視または介助が必要．
	全介助	0	全介助や不能．
更　衣	自　立	10	通常の衣類や靴の着脱，さらに装具やコルセットを使用している場合はその着脱も行うことができる．
	部分介助	5	上記について介助を要するが，作業の半分以上は自分で行え，適当な時間内に終わることができる．
	全介助	0	全介助．
排便自制	自　立	10	失禁がなく排便コントロールが可能．脊髄損傷者などは座薬や浣腸を使ってもよい．
	部分介助	5	座薬や浣腸の使用に介助が必要，または時に失禁がある．
	全介助	0	失禁状態．
排尿自制	自　立	10	失禁がなく排尿コントロールが可能．脊髄損傷者などは集尿器の着脱や清潔管理ができていること．
	部分介助	5	ときに失禁がある．集尿器をもってきてもらうまで，またはトイレに行くまで間に合わない．集尿器の着脱や管理に介助が必要．
	全介助	0	全介助．

[Mahoney FI, Barthel DW：Functional evaluation: Barthel Index. Md Med J **14**：61-65, 1965より作成]

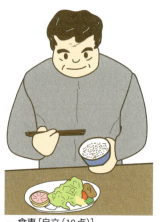
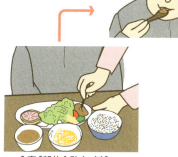

a. 食事[自立(10点)]
自力で食物をとって食べることが可能．自助具を用いてもよい

b. 食事[部分介助(5点)]
介助・監視が必要（食物を切り刻むなど）

図4-1 食　事

C　バーセルインデックスの評価項目と尺度

1 食事（図4-1）

a. 自立（10点）
- 皿やテーブルから自力で食物をとって，食べることができる．自助具を用いてもよい．
- 食物を切り，塩やこしょうを使い，バターを塗ることができる．
- 妥当な時間内に食事を終えることができる．

b. 部分介助（5点）
- 介助や監視を必要とする（食物を切り刻むなど）．

c. 全介助（0点）

2 車いす・ベッド間の移乗

a. 自立（15点）（図4-2）
- 車いすを安全にベッドに近づける，ブレーキをかける，フットレストを持ち上げる，ベッドへ安全に移乗し，臥位になる，ベッドの端に腰かける，車いすの位置を変える，のすべてができる．

b. 最小限の介助（10点）
- 上記動作のどれかに最小限の介助を必要とする．
- または安全のための指示や監視が必要である．

c. 移乗の介助（5点）（図4-3）
- 自立で臥位から起き上がって腰かけられるが，移乗に介助が必要である．

d. 全介助（0点）

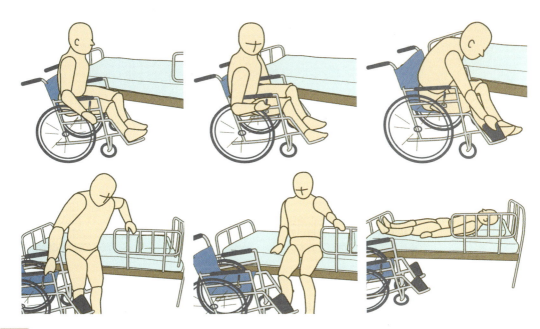

図4-2 車いす・ベッド間の移乗［自立（15点）］
車いすを安全にベッドに近づける，ベッドへ安全に乗り移る，臥位になるなどの一連の動作がすべて可能．

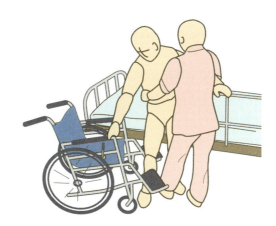

図4-3 車いす・ベッド間の移乗［移乗の介助（5点）］
移乗のみに介助が必要．

3 整　容

a. 自立（5点）
- 洗顔，整髪，歯磨き，髭剃りができる．
- 髭剃りの道具は何でもよいが，引き出しからの出し入れも含めて道具の操作，管理が介助なしにできる．
- 女性は化粧を含む．髪を編んだりする必要はない．

b. 全介助（0点）
- 介助が必要である．

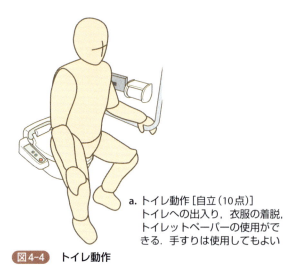
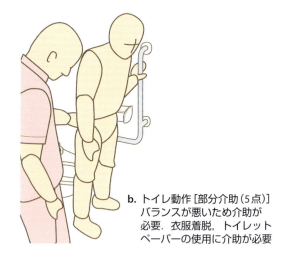

a. トイレ動作［自立（10点）］
トイレへの出入り，衣服の着脱，トイレットペーパーの使用ができる．手すりは使用してもよい

b. トイレ動作［部分介助（5点）］
バランスが悪いため介助が必要．衣服着脱，トイレットペーパーの使用に介助が必要

図 4-4　トイレ動作

④ トイレ動作（図4-4）

a. 自立（10点）
- トイレへの出入り，衣服の着脱，トイレットペーパーの使用ができる．
- 手すりは使用してもよい．
- トイレの代わりに差し込み便器が必要な場合には，洗浄管理ができる．

b. 部分介助（5点）
- バランスが不安定で介助が必要である．
- 衣服の着脱，トイレットペーパーの使用に介助が必要である．

c. 全介助（0点）

⑤ 入　浴

a. 自立（5点）
- 浴槽やシャワーを使用する，あるいはスポンジで洗うのいずれかの手段で，一人で体を洗うことが可能である．

b. 全介助（0点）
- 介助が必要である．

⑥ 移　動

a. 自立（15点）
- 介助や監視なしで45 m以上歩ける．
- 義肢，装具，松葉杖，杖，歩行器（車輪つき歩行器を除く）を使用してもよい．
- 装具を使用する場合は継手のロック操作，着脱が可能である．

b. 部分介助（10点）
- 上記の事項について，わずかの介助や監視があれば45 m以上歩行可能である．

c. 車いす使用（5点）
- 歩行はできないが，自力で車いす駆動ができる．

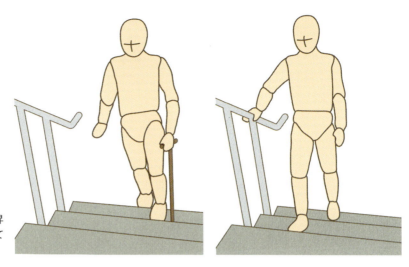

図4-5 階段昇降 [自立（10点）]
介助や監視なしに安全に階段の昇降が可能．手すりや杖を使用してもよい．

- 角を曲がる，方向転換，テーブル，ベッド，トイレなどへ車いすで移動できる．
- 45 m以上できる．
- 歩行可能な場合は採点しない．

d. 全介助（0点）

7 階段昇降（図4-5）

a. 自立（10点）
- 介助や監視なしに安全に階段の昇降ができる．
- 手すり，杖，あるいは松葉杖を使用してもよい．
- 杖や松葉杖をもったまま，昇降も可能である．

b. 部分介助（5点）
- 上記事項について，介助や監視が必要である．

c. 全介助（0点）

8 更 衣

a. 自立（10点）
- 衣服と靴の着脱，ファスナーの上げ下ろしができる．
- コルセットや装具も含まれる．

b. 部分介助（5点）
- 上記事項について介助を必要とするが，半分以上は自力で行うことができる．
- 妥当な時間内で終了する．

c. 全介助（0点）

9 排便自制

a. 自立（10点）
- 排便のコントロールが可能で失禁がない．

■座薬や浣腸の使用も可能である.

b. 部分介助（5点）

■ときどき失禁がある. 座薬や浣腸の使用に介助を要する場合も含まれる.

c. 全介助（0点）

10 排尿自制

a. 自立（10点）

■排尿コントロールが可能で失禁がない.

■脊髄損傷患者は，自助具や尿バッグなどの装着，清掃管理ができる.

b. 部分介助（5点）

■ときどき失禁がある.

■トイレへ行くことや尿器の準備が間に合わない，自助具装着でも介助を必要とする場合も含まれる.

c. 全介助（0点）

D　バーセルインデックス評価の注意点

■評価者は，評価方法に習熟しておくことが求められる.

■転倒予防などのリスク管理に十分配慮し，安全に評価を実施する.

■評価は，実際のADL場面を直接観察することが望ましい.

■評価は，「できる」「できない」だけでなく，動作の安全性や方法，自助具の使用，遂行時間などを観察する.

■看護師や介護士など，多職種から情報収集を行い，評価結果と矛盾がないか確認する.

■BIは順序尺度であるため，結果の統計学的な処理には注意が必要である.

E　バーセルインデックスの臨床活用

1 バーセルインデックスの総得点（バーセルスコア）（表4-2）

■グレンジャーら（1979）は，リハビリテーション病院に入院していた脳血管障害患者を対象とした調査から，40点以下では，食事，整容，排尿・排便自制がすべて自立しているものは少なく，移動動作もほとんど自立していなかった. 60点では，約半数が更衣，移乗，歩行が部分介助であった. 85点では，75％が移乗，トイレ動作が自立し，35％の者で歩行が自立していたと報告している.

■正門ら（1989）は，BIを用いてリハビリテーションを受けて退院した脳血管障害患者343名のADL評価を実施した. その結果，60点では移乗，更衣は部分介助でほぼ可能であった. 歩行は半数が部分介助で可能であった. 85点では歩行

表4-2　脳血管障害患者におけるバーセルインデックス総得点（バーセルスコア）

総得点	正門ら（日本，1989）	グレンジャーら（米国，1979）
100点	ADL自立	
85点	歩行（65%自立）	トイレ動作，移乗（75%自立） 歩行（35%自立）
75点	移乗（ほぼ自立） トイレ動作（80%自立） 更衣（60%自立） 歩行（大部分が自立していない）	
60点	移乗，更衣（部分介助でほぼ可能） 歩行（介助で50%以上が可能）	食事，排便・排尿コントロール，整容（ほぼ自立） 移乗，更衣，歩行（部分介助で50%が可能）
50点	移乗（部分介助で70%） トイレ動作（部分介助で90%） 更衣（部分介助で50%以上が可能）	
40点	食事，排便・排尿コントロール，整容（自立しているものは少ない） 移乗（全介助〜部分介助）	

［正門由久ほか：脳血管障害のリハビリテーションにおけるADL評価 —Barthel indexを用いて．総合リハ **17**（9）：689-694，1989，Granger CV et al：Stroke rehabilitation：analysis of repeated Barthel index measures, Arch Phys Med Rehabil **60**（1）：14-17, 1979より作成］

が自立している者が65%で，移乗，トイレ動作はほとんどの者が自立していたと報告している．

- 正門ら（2001）は，回復期リハビリテーションに取り組んでいる施設に入院していた脳血管障害患者2,723名を対象とした調査において，BIの入院時平均点は42.2点，退院時は74.3点であったと報告している．そして，自宅退院した患者では入院時，退院時とも得点が高く，入院時は50点前後，退院時は80点前後であったと報告している．

② ADL項目別自立度（表4-3）

- 脳血管障害患者のADLの項目別自立度の順序性については，これまでに国内外で報告がある．正門ら（1989）やグレンジャーら（1979）がBIを用いて報告している．
- 正門ら（1989）は，脳血管障害患者の入院時評価からADL項目別自立度は，自立が難しくなる順に①食事，②排便自制，③排尿自制，④整容，⑤移乗，⑥トイレ動作，⑦更衣，⑧歩行，⑨階段，⑩入浴の順であったと報告している．退院時にも順位に大きな変化はなかった．
- グレンジャーら（1979）は，ADLの項目別自立度は，難しくなる順に①食事，②整容，③排便自制，④排尿自制，⑤入浴，⑥更衣，⑦トイレ動作，⑧移乗，⑨歩行，⑩階段の順であったと報告している．
- 和式浴槽への出入りの難しさなど各国の習慣の違いにより，ADLの項目別自立度が異なっている．

③ バーセルインデックスの地域社会での利用

- BIは，地域在住高齢者や障害者の能力低下を評価する手段としても用いられる．

表4-3	脳血管障害患者におけるADL項目別自立度		
	正門ら（日本，1989）	グレンジャーら（米国，1979）	
1	食　事	食　事	易
2	排便自制	整　容	
3	排尿自制	排便自制	
4	整　容	排尿自制	
5	移　乗	入　浴	
6	トイレ動作	更　衣	
7	更　衣	トイレ動作	
8	歩　行	移　乗	
9	階　段	歩　行	
10	入　浴	階　段	難

[正門由久ほか：脳血管障害のリハビリテーションにおけるADL評価 －Barthel indexを用いて．総合リハ **17**（9）：689-694，1989，Granger CV et al：Stroke rehabilitation：analysis of repeated Barthel index measures, Arch Phys Med Rehabil **60**（1）：14-17, 1979より作成]

■ 謝（Hsieh）ら（1995）は，台湾における65歳以上の在宅高齢者400名に対して，BIを用いてADLを調査した．その結果，60点未満が8％，65点以上85点以下が7％，90点以上が85％であったと報告している．

■ 千坂ら（2000）は，無作為に抽出した自宅で生活している55歳以上の752名に対して，BI自己評価表*を用いて在宅中高齢者のADL標準値を求めた．その結果，ADL標準値*は55〜59歳男性99.9±0.8点，女性99.2±3.0点，60〜69歳男性99.6±2.2点，女性99.0±5.4点，70〜79歳男性97.3±12.0点，女性98.0点±7.1点，80〜90歳男性96.9±7.3点，女性93.2±18.9点であったと報告している．

＊BI自己評価表　　BI自己評価表は疫学調査のために作成されたもので，グレンジャー版BIに基づき，FIMと評価項目が一致するように修正されている．BI自己評価表の評価値は，BI原法やグレンジャー版BIとの互換性が保証されており，自己評価としての信頼性も確認されている．

＊ADL標準値　　ADL標準値とは，在宅中高年者を無作為に抽出して十分な症例数を集め，BI自己評価表を用いて調査し，平均値と標準値を算出したADL評価値のことである．性別や年齢層によるADL標準値を設定することで，脳卒中患者の障害像や治療効果を検討するときの対照値として用いることできる．

4 バーセルインデックスを用いたリハビリテーション介入の効果判定

■ 石田ら（2005）は，2003年度に日本リハビリテーション医学会が実施した「リハビリテーション患者の治療効果と診療報酬の実態調査」のデータを二次分析し，リハビリテーション医の関与の有無と患者の治療成績との関連を調査した．アウトカムにADL改善度（退院時BIから入院時BIを引いた値），1日あたりADL改善率（ADL改善度を入院日数で除した値），自宅退院率を用いた．その結果，脳卒中患者では専門医が関与した場合にADL改善度，1日あたりADL改善率，自宅退院率において有意に成績がよかったと報告している．

学習到達度自己評価問題

1. バーセルインデックスの評価項目と基準を列挙して説明しなさい．
2. バーセルインデックスを用いて評価を行うときに考慮すべき事項を説明しなさい．
3. バーセルインデックスの利点と欠点を説明しなさい．
4. 日本人のADL項目自立度に関与する要因を説明しなさい．

5 ADL評価とその実際④ 機能的自立度評価法(FIM)

一般目標
1. FIMの概要について理解する.
2. FIMの評価方法について理解する.

行動目標
1. FIMの項目と尺度が説明できる.
2. FIMの特徴が説明できる.
3. FIMを用いて,能力低下を評定できる.

調べておこう
1. FIMを使用して実際に評価してみよう.
2. FIM以外のADL評価方法を調べよう.
3. WeeFIMの対象となる年齢,評価項目と評価尺度,子ども向けに考慮された評価項目,親や介護者からの聴取を前提とした評価方法などについて調べよう.

A FIMの歴史

- 1983年に米国では,医学的リハビリテーションのための統一データシステム(UDS)を開発することを目的とした作業部会が発足した.
- この作業部会では,既存の36評価法の検討を通して,より科学的で反応性の高い評価法として,セルフケア,排泄コントロール,移乗・移動,コミュニケーション,社会的認知の各領域を7段階で評価する機能的自立度評価法(FIM)が開発された.
- 1984年以来,米国の50以上の施設においてFIMの妥当性と信頼性が検証され,必要な修正が加えられた後,1987年にUDSがスタートした.
- わが国では,1991年に千野らにより文化的相違を考慮して監訳された日本語版が出版された.
- FIMはVer.4以降,UDSの知的財産権がかけられている(学術目的の利用については何ら問題ない).わが国ではVer.3に基づくADL評価法としての利用のみにとどまっている.
- 現在FIMは,バーセルインデックス(BI)とともに使用頻度の高い評価法となっている.

UDS: Uniform Data System

FIM: functional independence measure

ADL: activities of daily living

BI: Barthel index

B FIMの特徴

- 「できるかできないか」ではなく，「日常生活で実際にしているかどうか」を評価する尺度である．
- そのため，介護負担度burden of careも評価することができる．
- コミュニケーションなどの認知項目が含まれている．
- 6つの大項目の下に計18の小項目があり，7段階で評価されるようになっている．
- 小項目は食事，整容などの運動項目13項目と認知項目5項目からなる．
- 総得点は最高126点，最低18点である．
- 自立度（依存度）を示す評定尺度の定義のなかに，所要時間，安全性，自助具の有無の問題を包含している．
- 評定尺度の定義が個々の項目ごとに加えられている．
- 検者内，検者間信頼性は高いと報告されている．千野ら（1993）は，検者間不一致は，検者の理解不足やADLの日内変動などが原因で生じていたとした．
- 評価尺度は順序尺度であるため，結果の統計学的処理には注意が必要である．
- 統計学的分析には順序尺度を間隔尺度上の値として変換するラッシュ（Rasch）分析などの手法を用いる．
- 介護時間やBIなどと高い相関関係が認められている．
- 評価が細かいことによる検者間の差をなくすために細かいマニュアルが作成されており，評価者を対象に講習会も開かれている．
- 米国では保険制度と結びつき，FIMスコアの増加がリハビリテーション治療の有効性の尺度とみなされている．
- 子どものADL評価については，成人用のFIMをもとに，子どものための機能的自立度評価法Functional Independence Measure for Children（WeeFIM）が開発されている．

1 FIMの利点

- 脳血管障害，脊髄損傷などあらゆる疾患に適用可能である．
- 医師や看護師，理学療法士などさまざまな職種で活用されている．
- 地域や在宅でのリハビリテーションにおいても，適切なリハビリテーションサービスを提供する際の基礎となる介護負担度を評価できる．
- すべての項目が7段階で採点されるため，BIの欠点である採点が粗く細かな変化がとらえにくい点が補われている．

表5-1	FIMの評価項目	
	評価項目	
運動項目（13項目）	セルフケア（6項目）	■食事 ■整容 ■清拭 ■更衣（上半身） ■更衣（下半身） ■トイレ動作
	排泄コントロール（2項目）	■排尿管理 ■排便管理
	移乗（3項目）	■ベッド，いす，車いす ■トイレ ■浴槽，シャワー
	移動（2項目）	■歩行，車いす ■階段
認知項目（5項目）	コミュニケーション（2項目）	■理解 ■表出
	社会的認知（3項目）	■社会的交流 ■問題解決 ■記憶

C FIMの評価項目と尺度

1 FIMの評価項目（表5-1）

■評価項目は，セルフケア（6項目），排泄コントロール（2項目），移乗（3項目），移動（2項目）の運動項目13項目に，コミュニケーション（2項目），社会的認知（3項目）の認知項目5項目を加えた合計18項目から構成されている．

2 FIMの評価尺度と点数（図5-1）

■FIMの評価尺度は，介護の程度に応じて1〜7点の7段階である．

■採点の基本は，介助者の有無で「自立」（6点以上）と「介助」（5点以下）に分ける．

■自立は患者が完全に通常のとおり行える場合の「完全自立（7点）」と，装具使用や時間を要する，または安全性への配慮を要する場合の「修正自立（6点）」との2つに分けられる．

■介助は必要な介助の程度により，実際の介助は不要であるが監視や促しや準備が必要な「監視（5点）」，介助の程度が25％以下の「最小介助（4点）」，25〜50％未満の「中等度介助（3点）」，50〜75％未満の「最大介助（2点）」，75％以上の「全介助（1点）」に分類される．

■移乗の行きと帰り，階段の昇り降りは低い方の点数を採用し，整容，更衣，トイレ動作，記憶などの異なる内容を評価するときはそれぞれの点数を平均する．

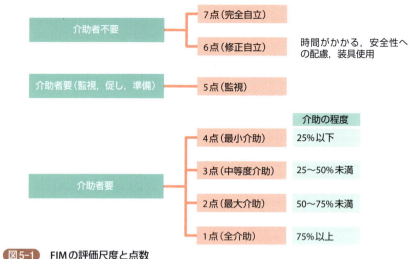

図5-1　FIMの評価尺度と点数

D　FIMの運動項目の採点

- 運動項目の採点の基本は，5点は，見守り，助言，準備など，介助者が存在している必要はあるが，実際の採点動作は手伝わない場合である．4点以下は自分でしている割合と，介助されている割合の比率で考える．
- 詳しい評価手順は成書を参照されたい．

1 セルフケア

a. 食　事

- 食事が適切に用意された状態で，適当な食器を使って食べ物を口に運ぶ動作から咀嚼し嚥下するまでの実動作を採点する．配膳・下膳は含まれない．
- わが国では箸を使う習慣があるが，箸の使用は難易度が高いので，箸を使えなくても減点しない．
- 6点以上は，介助者なしに食事が行える場合である．
- 6点は，自助具や食事動作に使用する装具を自分で装着し，自立して食事をしている場合である．食事時間が通常の3倍以上かかれば6点となる．
- 嚥下障害などにより，経管栄養管理・栄養注入を自分で行っている，きざみ食・やわらか食などの嚥下調整食を食養部などで作って出てくる場合も6点となる．
- 5点は，食事前に自助具や装具を装着してもらって自分で食事をしている場合である．エプロンを着ける，パンにマーガリンを塗る，ふたを開ける，魚の骨を取る，ソースをかける，肉を切り分ける，食べこぼしの後始末などをしてもらうも5点となる．
- 4点以下は，食事動作を介助者が手伝っている場合であり，具体例として，スプーンを口に運ぶ手伝いをする，皿の食べ物のすくい残しをさらう，飲み込む

際に口を手で閉じておくがある.

b. 整　容

- 整容は, 口腔ケア, 整髪, 手洗い, 洗顔に, 男性の場合ひげ剃り, 女性の場合化粧を加えた5要素に限定して採点する. 爪切りは採点しない.
- 要素を1/5（20％）ずつに分け, している割合（％）を計算する. また, 5要素のうち, 整髪やひげ剃りは自分で行っておらず, 介護者もしていない場合, 残りの3要素の割合（％）で計算する.
- 6点以上は, 介助者なしに整容が行える場合である.
- 6点は, 自助具を自分で手にはめ, 口腔ケアや整髪を自分で行っており, 他の整容も自立している場合である. 時間が通常の3倍以上かかれば6点となる.
- 5点は, 事前に自助具や歯磨き粉をつけてもらう, タオルを準備してもらって自分で整容する場合である. 介助者から指示をもらわないと整容を行えない, 途中で止めないように促す必要がある場合も5点である.
- 介助を各要素から考えると, 4点は, 口をすすいでもらう, 手を拭いてもらう, 顔を洗ったあと拭いてもらう, 髪を束ねてもらう場合である.
- 3点は, 麻痺側の奥歯を磨いてもらう, 指の間を洗ってもらう, 顔の洗い残しを洗ってもらい, 顔を拭いてもらう場合である.
- 2点は, 一部の歯だけ自分で磨く, 手の一部だけ自分で洗う場合である.

c. 清　拭

- 清拭は, 首から下（背中は含まない）を洗うことである. 浴槽, シャワー, スポンジ浴, ベッド浴のいずれかで行う.
- 身体部分を洗い, 水分を拭き取るところまでが採点範囲である. 身体部位は, 胸部, 右上肢, 左上肢, 腹部, 会陰部前面, 殿部を含む会陰部後面, 右大腿, 左大腿, 右下腿, 左下腿の10ヵ所に分ける. たとえば, 7ヵ所自分で洗っていれば自分でしている割合は7/10（70％）となり, 50％以上75％未満になるので3点となる.
- 6点以上は, 介助者なしに身体を洗って拭いている場合である.
- 6点は, 枝付きブラシやループタオルなどを自分で準備して自分で使用している, 安全性を確保するためにすべり止めマットが敷いている場合である. 時間が通常より3倍以上かかれば6点である.
- 5点は, 清拭前に枝付きブラシやループタオルなどを準備してもらう, 清拭前にシャワーの温度調節してもらう場合である.
- 4点以下は, 身体すべてに対する介助量, 自分で清拭している部位数（全体の何％）を勘案して採点する.

d. 更衣（上半身）

- 腰より上の更衣, および着用している場合には義肢または装具の着脱も含む. 着ることと脱ぐことが採点動作である.
- 普段着ている服で,「社会的に受けいれられる衣類」で評価する.
- 義肢, 装具, 自助具の装着も更衣の項目で評価することになっているが, 装着が介助であっても5点までしか下がらない. 弾性スリーブの装着も同様である.

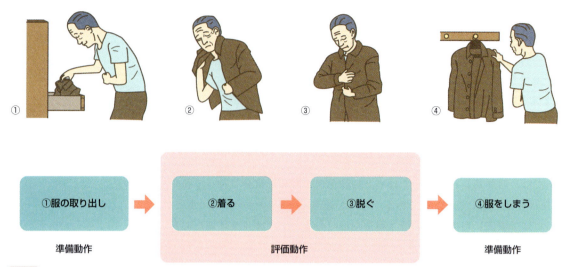

図5-2 更衣の評価動作と準備動作
「着る」「脱ぐ」の評価動作を手伝ってもらうと4点以下となり，評価動作が自立していても「服の取り出し」「服をしまう」の準備動作を手伝ってもらうと5点となる．

- 6点以上は，介助者なしに上半身の更衣，義肢または装具の着脱が行える場合である．マジックテープなどで調整された衣類を使って自立している，義肢・装具・自助具・補装具を自分で使って更衣している，時間が通常の3倍以上かかる，または人が見守る以外の安全の配慮をしているときは6点とする．
- 5点は，介助者に動作直前に道具の装着を手伝ってもらう，電源を入れるなどの介助をしてもらう，衣類をタンスから取り出してもらう，脱いだ衣類を片付けてもらう場合である（図5-2）．
- 4点以下は，着替えを介助している程度で採点する．たとえば，袖を通す，かぶる，反対の袖を通す，胴のところを引き下ろす，と分けられる患者では，かぶるところだけ手伝っているなら自分でしている割合は3/4（75％）で4点と考える．

e. 更衣（下半身）

- 腰より下の更衣，および着用している場合には義肢または装具の着脱も含む．
- 着ることと脱ぐことが採点動作であり，その前後の服の取り出しと服のしまう動作は準備段階となる．
- 普段着ている服で，「社会的に受けいれられる衣類」で評価する．
- 下半身の更衣も義肢，装具，自助具の装着も更衣の項目で評価することになっており，装着が介助であっても5点までしか下がらない．弾性ストッキングの装着も同様である．
- 6点以上は，介助者なしに下半身の更衣，義肢または装具の着脱が行える場合である．
- ズボンのファスナーをマジックテープにするなど調整された衣類を使って自立している，義肢・装具・自助具・補装具を自分で使って更衣している，時間が通常の3倍以上かかる，または人が見守る以外の安全の配慮をしているときは

6点とする.

■ マジックテープになっている市販の靴を使っても点数は下がらない.

■ 5点は, 介助者に動作直前に道具の装着を手伝ってもらう, 電源を入れるなどの介助をしてもらう, 衣類をタンスから取り出してもらう, 脱いだ衣類を片付けてもらう場合である.

■ 4点以下は, 着替えを介助している程度で採点する. ズボンや靴下, 靴などの衣類の更衣動作で分け, それぞれの量を平均して採点してもよい.

f. トイレ動作

■ 会陰部の清潔およびトイレ, または差し込み便器使用の前後で衣類を整えることが含まれる.

■ トイレ動作において, (服を) 下げる, (お尻などを) 拭く, (服を) 上げる, 3要素で採点する. 水を流す動作は含まれない. たとえば, 1要素していれば33％で2点, 2要素していれば67％で3点である.

■ 6点以上は, 介助者なしに (服を) 下げて, (お尻などを) 拭いて, (服を) 上げるの3要素を行える場合である.

■ 6点は, 手すりを使用して一人でトイレ動作を行っている, 下肢装具によって下半身を安定させて服の上げ下ろしをしている場合である. 時間が通常の3倍以上かかるときは6点とする.

■ 5点は, 転倒するかもしれないので介助者が横についているが手は出さない, 拭く紙の準備をしてあげる場合である. 生理用品の操作の介助は毎日ではないため, 介助していても5点までしか下がらない.

■ 4点以下は, 本人がしている割合と介助されている割合を観察し, 自分でしている割合 (％) で得点をつける. 目安として, (服を) 下げる, (お尻などを) 拭く, (服を) 上げる, をそれぞれ1/3 (約33％) の要素とする.

■ 3要素を同程度とした場合, すべてが25％以上50未満している状態であれば2点と採点するという考え方も可能である.

② 排泄コントロール

a. 排尿管理

■ 排尿の完全なコントロールおよび排尿コントロールに必要な器具や薬剤の使用が含まれる.

■ 尿道括約筋を随意的にコントロールできるかどうかを評価する. つまり, 尿を出したいときに出せるか, 出したくないときには出さないかどうかである.

■ このために患者には器具, 薬剤あるいは介助が必要である.

■ 排尿コントロールの失敗の程度, 必要な介助のレベルの2つを扱っている.

■ 失敗は, 失禁ではなく, こぼして介助が生じる事態のことである.

■ 2つのレベルが同じでない場合は, 常に低いほうのレベルを記録する.

■ 6点以上は, 介助者なしに排尿コントロールが行える場合である.

■ 7点は, 完全かつ随意的に排尿コントロールをし, 決して失禁しない.

■ 6点は, 尿器, 差し込み便器, 簡易便器, カテーテル, おむつなどあるいは排

表5-2 移乗の点数イメージ

点　数	動作イメージ
7	何も使わずに乗り移る.
6	手すりを使って一人で乗り移る.
5	助言されつつ一人で乗り移る.
4	もしものときに支えるよう, 手を触れていてもらう.
3	立ち上がる際に引き上げてもらう.
2	立ち上がりと身体を回すのと, ともに介助してもらう.
1	自分では何もしない.

[千野直一ほか（編著）：脳卒中の機能評価—SIASとFIM［基礎編］, p.110, 金原出版, 2013より作成]

尿コントロールのための薬剤を必要とする. カテーテルを使用している場合, 患者は介助なしにカテーテルの水切りあるいは洗浄を行い, 洗浄用の器具を消毒, 洗浄, 準備をする.

- 5点は良好な排尿パターンを維持する. 器具を取り扱うにあたって監視または器具の準備が必要である.
- 排尿コントロールの失敗の頻度ごとの点数は, 月に1回未満は5点, 週に1回未満は4点, 日に1回未満は3点となる.
- 4点以下は, どの程度介助を行っているかで判断する.

b. 排便管理

- 排便の完全なコントロールおよび排便コントロールに必要な器具や薬剤の使用が含まれる.
- 肛門括約筋を随意的にコントロールできるかどうかを評価する. つまり, 便を出したいときに出せるか, 出したくないときには出さないかどうかである.
- 排尿コントロールと同様に, 介護量と失敗の程度を目安にして採点する.

③ 移　乗（表5-2）

a. ベッド, いす, 車いす

- ベッド, いす, 車いすの間での移乗のすべての段階を含む.
- 歩行が移動の主要な手段である場合は起立動作を含む.
- 6点以上は, 介助者なしに移乗が行える場合である.
- 6点では, 介助者は不要であるが, 手すりなどの使用や安全性の考慮が必要な場合, または時間がかかる場合である（図5-3）.
- 5点は, 監視, 助言, 指示が必要な場合と車いすの位置を動かしてあげることが必要などの場合である.
- 4点以下は, どの程度介助を行っているかで判断する（図5-4）.

b. トイレ

- 便器に移ることおよび便器から離れることを含む.
- ベッド, いす, 車いすの移乗と同様に採点する.

c. 浴槽, シャワー

- 浴槽またはシャワー室に入り, そこから出ることを含む.

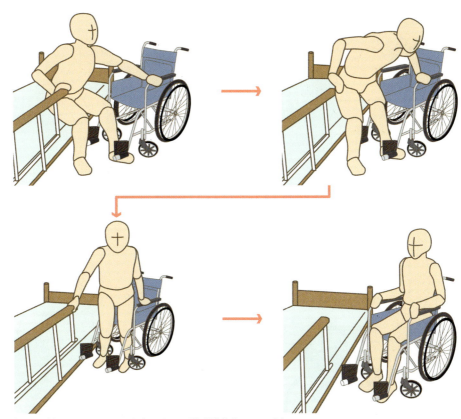

図5-3 手すりを使用したベッドから車いすへの移乗動作（FIM：6点）

- 浴槽の側に近づくことは含まない．
- 日本版では「浴槽」または「シャワー」のいずれを用いているかを区別してチェックする．
- 他の移乗動作と同様に採点する．
- 浴槽内でしゃがんだり立ち上がったりすることも含める．

4 移　動

a．歩行，車いす（表5-3）

- 立位の状態では歩行，座位の状態では平地での車いすの使用を評価する．
- 最も頻繁に行う手段（車いす，歩行）にチェックする．
- 移動している距離が重要である．
- 7点は，杖や装具なしに最低50 mを歩行する場合である．
- 6点は，最低50 mを歩行するが，下肢装具，義肢，杖，歩行器が必要な場合である．
- 車いすでは，50 m自走している場合は6点，15 m以上であれば自立している場合は5点となる．
- 50 m以上移動しているが，介助が必要な場合は4点か3点である．
- 介助があると15 m移動できる場合は2点になる．

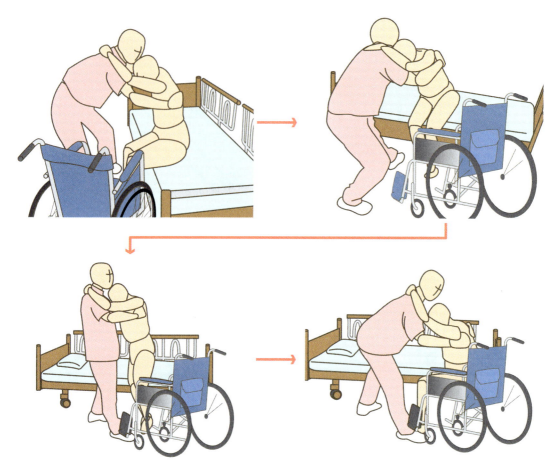

図5-4 立ち上がりと方向転換の介助によるベッドから車いすへの移乗動作（FIM：2点）

表5-3 移動（歩行・車いす）の判定基準の概要

点 数	判定基準の概要
7	（移動：50 m可）補装具，杖などの使用，車いすの使用および安全性の配慮が不要．
6	（移動：50 m可）補装具，杖などの使用，車いすの使用および安全性の配慮が必要．
5	（移動：50 m可）監視・指示または準備が必要． （移動：50 m不可）歩行補助具・車いす使用の有無にかかわらず15 m自立．
4	（移動：50 m可）歩行時に手を添える程度の介助が必要．
3	（移動：50 m可）歩行時に身体を支える介助，車いすでは方向転換が必要．
2	（移動：50 m不可）15 m移動するのに監視・介助，車いすでは方向転換が必要．
1	（移動：50 m不可）介助しても15 m未満の移動ができない．

- 例外として，家庭内で補装具使用の有無にかかわらず最低15 m程度の短距離が移動できれば5点となる．

b. 階　段（表5-4）

- 屋内の12〜14段の階段（1階上まで）を昇降する．
- 6点以上は，介助者なしに階段昇降が行える場合である．
- 6点は，手すりや杖などを必要とするが自立している場合である．

点数	判定基準の概要
7	(段数：12〜14段可) 補装具，杖，手すりなどの使用および安全性の配慮が不要.
6	(段数：12〜14段可) 補装具，杖，手すりなどの使用および安全性の配慮が必要.
5	(段数：12〜14段可) 監視・指示または準備が必要. (段数：12〜14段不可) 4〜6段なら昇降が自立.
4	(段数：12〜14段可) 手すりを用い，軽く触れる程度の介助が必要.
3	(段数：12〜14段可) 身体を支える，つぎの段に足を進めてもらう介助が必要.
2	(段数：12〜14段不可) 4〜6段を一人介助，1/4以上を自力で昇降.
1	(段数：12〜14段不可) 階段を使用していない，昇降のどちらも・いずれかができない.

表5-4 階段の判定基準の概要

- 5点は，階段昇降時に監視や指示が必要な場合である.
- 4点以下は，どの程度介助を行っているかで判断する.

E FIMの認知項目の採点

- 認知項目はコミュニケーション2項目（理解，表出），社会的認知3項目（社会的交流，問題解決，記憶）で構成されている.
- 採点の基本は，運動項目と同様，介助者の有無で「自立」（6点以上）と「介助」（5点以下）に分ける.

1 コミュニケーション

a. 理 解
- 聴覚あるいは視覚によるコミュニケーションの理解が含まれる.
- 相手の指示，会話が理解できるかを評価する.
- その後，どう解釈して対応を考えるのかは「問題解決」である.
- 6点以上は，複雑な内容，抽象的な内容の理解に介助が不要な場合である.
- 複雑あるいは抽象的な情報の理解とは，言葉の理解だけにとどまらず，集団での会話やテレビ番組または新聞記事でみられる最近の出来事を含んでいる.
- 5点以下は，食事，排泄，睡眠などの基本的な欲求の理解が含まれる.
- 5点以下は介助者が何パーセント行っているかで判断する.

b. 表 出
- はっきりとした音声，あるいは音声によらない言語表現が含まれる.
- 自分の考えや欲求が表出できるかを評価する.
- 理解と同様に採点する.

2 社会的認知

a. 社会的交流
- 治療の場あるいは社会の場において他人と折り合い，他人とともに参加していく技能が含まれる.

- 怒りを抑える，批判を受け入れる，自分の言葉の影響がわかるなどである．
- 7点は，問題なく交流できる場合である．
- 6点は，ほとんどの場合では他のスタッフ，患者そして家族と適切に交流することができるが，たまにコントロールを失う場合である．
- 5点は，緊張している状況あるいは不慣れな状況のみ監視が必要な場合である．
- 4点以下は，どの程度介助を行っているかで判断する．
- 社会的に好ましくない行為の例としては，かんしゃくを起こす，大声で不潔な言葉をいう，悪態をつく，過剰に笑う，泣く，暴力などである．過度に引きこもることも含まれる．

b. 問題解決

- 日常生活上の問題解決に関連した技能が含まれる．
- 金銭的，社会的，個人的な出来事に関して，合理的かつ安全にタイミングよく決断することが含まれる．
- 6点以上は，複雑な問題を解決するのに介助が必要ない場合である．
- 複雑な問題の解決とは，会計をする，薬の自己管理，対人トラブルの処理などである．
- 5点は，日常の問題解決のために監視，指示や促しが必要な場合である．
- 日常の問題の解決とは，一人で車いすから降りようとすると転倒するということに気づく，手助けが必要なときにナースコールを押すなど，日常の課題をうまくこなしたり，不測の事態や危険に対処することなどが含まれる．
- 4点以下は，どの程度介助を行っているかで判断する．

c. 記　憶

- 日常的な活動を行うときの認知と記憶に関連した技能が含まれる．
- この記憶は，昔の出来事などを思い出す能力ではない．
- 現在覚えておく必要のあることを覚えていられるかである．
- 記憶で採点するのは①頻繁に会う人（担当療法士や同室者）を認識している，②日課を覚えている，③他人からの依頼を実行する，の3点に関してである．
- 6点以上は，①介助者なしに頻繁に会う人を認識し，②日課を覚えており，③他人からの依頼を実行することができる場合である．
- 5点は，緊張している状況，あるいは不慣れな状況では促しが必要な場合である．
- 4点以下は，どの程度介助を行っているかで判断する．

F　FIMの臨床活用

1 FIM得点の意味

- FIM得点は，実際に「しているADL」の状況とADL介助量の全体像を反映している．

表5-5	FIM運動項目総得点による分類
FIM運動項目総得点	**グループ**
80点台後半	屋外歩行自立
80点台前半	屋内歩行自立
70点台	セルフケア自立
50〜60点台	半介助
50点未満	全介助

［辻 哲也ほか：入院・退院時における脳血管障害患者のADL構造の分析—機能的自立度評価法（FIM）を用いて．リハ医 **33**：301-309，1996より作成］

- FIMは運動項目13項目と認知項目5項目という2つの領域から構成されるため，総得点を扱うときには留意する必要がある．運動項目と認知項目は別々に扱われることが多い．
- 辻ら（1996）は，FIMを用いて脳血管障害患者190名の入院時，退院時のADL評価を行い，FIMの運動項目の総得点をラッシュ分析を用いて検討した．その結果，運動項目総得点から対象者を5つのグループに分類した（**表5-5**）．運動項目総得点が50〜60点台の半介助群では，食事，整容，排泄コントロールは自立しているが，ベッド・車いす間移乗，トイレ移乗，トイレ動作に監視を要する．

② FIM評価からの予後予測

- 入院時のFIMの得点から，ADLの帰結，在院日数，転帰先との関係について検討が行われている．
- ハイネマン（Heinemann）ら（1994）は，脳血管障害と入院期間との関係を調査した．その結果，入院時のFIMが低いほど入院期間が長期化し，とくに運動項目の影響が大きいと報告している．
- サンドストロム（Sandstrom）ら（1998）は，脳卒中患者を対象とした研究から，入院時のFIMは予後予測に有効であると報告している．FIM総得点が36点以下で自宅に復帰した者はおらず，一方97点以上ではすべて自宅へ復帰していた．

③ FIM項目別自立度

- ADLの項目別自立度の順序性については，これまでにさまざまな検討がなされ，社会文化的差異に影響されることが明らかにされている．また，疾患による特性を有している．
- 辻ら（1996）は，脳血管障害患者を対象としたADL項目別自立度の調査結果から，運動項目で自立度の高い項目は，排便管理，排尿管理，食事であり，逆に低い項目は階段，清拭，浴槽移乗であったと報告している．一方，認知項目では，社会的交流が高く，問題解決と表出が低かった．また，自立していく順序としては，食事と排泄コントロール，続いて整容，更衣，ベッド・車いす間移乗，トイレ動作，トイレ移乗，そして屋内移動が可能となるころに入浴関連

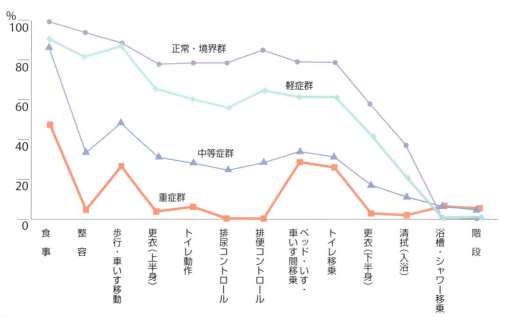

図5-5 認知機能障害の重症度とFIM項目別自立度の順序性の変化
[横井輝夫ほか：痴呆の重症度とADLの項目別難易度との関連．理学療法学 32(2)：83-87, 2005より作成]

項目，最後に階段であった．
- 脳血管障害患者では排便管理，排尿管理は自立度が高いが，脊髄損傷患者の場合は，非常に難しい項目となる．
- 横井ら（2005）は，認知症高齢者に関して介護老人保健施設に入所している要介護高齢者145名の認知機能とADLを調査した．その結果，認知機能障害の重症度と移乗（浴槽，シャワー），階段以外の11項目の自立度との間で有意な関連が認められた．また，認知機能障害が中等度以降になると，食事以外のセルフケアおよび排泄コントロールを中心に自立度が著明に低下していた．FIMでは「日常生活で実際にしているかどうか」を評価しているので，施設に入所している対象者は，監視のあるなかで移乗（浴槽，シャワー）と階段昇降を行っていたため，自立している者はいなかった（図5-5）．

4 脳卒中患者の機能障害とFIM得点

SIAS: Stroke Impairment Assessment Set

- 脳卒中機能障害評価セット（SIAS）は，千野ら（1994）がinternational symposium on methodologic of issues in stroke outcome researchの提言をもとに作成した脳卒中の総合的機能評価法である．
- 脳卒中患者の多面的な障害像が把握できるよう，麻痺側運動機能（5項目），腱反射・筋緊張（4項目），感覚機能（4項目），関節可動域（2項目），疼痛（1項目），体幹機能（2項目），視空間機能（1項目），言語機能（1項目），非麻痺側機能（2項目）の全22項目で構成され，合計得点は0～76点である．
- 検者が一人で臨床の場面で短時間に測定できるように，脳卒中患者を座位で評価することが原則となっており，おのおのの項目は1つのテストによって評価

される．また，そのテストは一般的な診療技術から考案されている．

■ SIASの開発後，計量心理学的特性が検討されている．SIASの多くの項目がラッシュモデルの適合が良好で，検者間信頼性では疼痛，体幹機能の一致率がやや低いものの，多くの項目の一致率が高いことが報告されている．また，内容的妥当性，依存的妥当性も検証されており，SIASが信頼性，妥当性の高い評価法であることが示されている．

■ SIASとFIMとの関係では，入院時のSIASは，FIMによる退院時のADLの予後予測に有用であることが報告されている．

■ 園田（1995）は，脳卒中片麻痺患者203名を対象に，ステップワイズ重回帰分析を用いて，退院時のFIM運動項目を予測し，SIASの麻痺側運動機能の下肢近位・遠位テスト，言語，上肢関節可動域，非麻痺側機能の大腿四頭筋筋力，感覚機能の下肢速格，体幹機能の腹筋力が選択され，寄与率が$R^2 = 0.60$であることを報告している．

■ 辻ら（2000）は，脳卒中片麻痺患者190名を対象に，ステップワイズ重回帰分析を用いて，退院時のFIM合計点数を予測し，年齢，入院時のFIM得点に加え，入院時のSIASの合計得点を加えると寄与率が$R^2 = 0.64$であることを報告している．

5 FIM得点と介護時間との関係

■ FIMの得点と介護時間の関係については，グレンジャーや才藤らによって報告されている．

■ グレンジャー（Granger）ら（1990, 1993, 1995）は，FIM総得点と介護にかかる時間とを比較した．その結果，脳卒中，頭部外傷，多発性硬化症などの患者での重回帰分析を用いた検討の結果，FIM総得点の1点あたりの介護時間が2〜5分に相当していたと報告している．

■ 才藤ら（1992）は，入院脳卒中患者のFIM総得点と介護時間を調査した．その結果，FIMが1点下がると介護時間が1.6分増加していたと報告している．

学習到達度自己評価問題

1. FIMの評価項目と基準を列挙して説明しなさい．
2. FIMを用いて評価を行うときに考慮すべき事柄を説明しなさい．
3. FIMとBIそれぞれの利点，欠点を説明しなさい．

6 補装具（移動補助具を中心に）

一般目標
1. 歩行補助具の種類とその適応について理解する．
2. 車いすの種類とその適応について理解する．

行動目標
1. 杖の種類とその特徴，ならびに基本的な構造を説明できる．
2. 松葉杖の種類とその特徴，ならびに基本的な構造を説明できる．
3. 杖と松葉杖の長さを体格に合わせ，その適合判定ができる．
4. 車いすの基本的な構造と各部の名称が説明できる．
5. 車いすの採寸とシーティングが説明できる．

調べておこう
1. 杖と松葉杖を用いた歩行パターンを調べよう．
2. 車いすの自走の方法や介助方法を調べよう．

A　補装具とは

- 補装具は，障害者総合支援法（第5条19項）において，「障害者等の身体機能を補完し，又は代替し，かつ，長期間にわたり継続して使用されるものその他の厚生労働省令で定める基準に該当するものとして，義肢，装具，車いすその他の厚生労働大臣が定めるものをいう」と明記されている．
- 現在，厚生労働省が定める補装具は**表6-1**に示す16種類である．なお，本章では移動補助具である杖と車いすを中心に解説する．

表6-1　補装具の種類（障害者総合支援法）

①義肢（義足・義手など）	⑤座位保持装置	⑨頭部保持具	⑬補聴器
②装　具	⑥歩行器	⑩義　眼	⑭重度障害者用意思伝達装置
③車いす	⑦歩行補助杖	⑪眼　鏡	⑮排便補助具
④電動車いす	⑧盲人安全杖	⑫座位保持いす	⑯起立保持具

B　移動補助具の種類と適応

- 移動補助具には，歩行障害がある場合に歩行を補助するために使用される杖，松葉杖，歩行器，歩行車などの歩行補助具と車いすがある．
- 歩行補助具の主な役割には，つぎの3つがある．
  - ①安定性の向上：支持基底面を広げることによって立位や歩行を安定させる．
  - ②荷重や疼痛の軽減：歩行補助具に体重をかけることにより，下肢にかかる荷重や荷重時に起こる疼痛を軽減させる．
  - ③歩行効率の向上：歩行を補助することにより，歩行速度の向上や疲労を軽減させる．
- 杖は，最も普及している歩行補助具で，基本的には手掌で支持して使用し，軽度のバランス障害や歩行障害の場合に適応となる．
- 松葉杖は手掌での支持のほか，腋窩や肘，前腕など2点以上で体重を支持するもので，杖より安定性に優れている．
- 歩行器は4脚（支柱）の骨組み構造で，歩行補助具のなかで最も支持基底面が広く，安定性が高い．
- 安定性が高い順に，歩行器＞松葉杖＞杖となる．
- 歩行車には，安定性に優れた四輪歩行車と，疲れやすい高齢者が屋外で使用するのに便利なシルバーカーなどがある．
- 車いすは歩行ができない人，または歩行可能でも実用性のない人が適応となる．また，下肢の骨折などで治療上免荷が必要な場合に適応となる．

C　杖の種類と構造

1 杖の種類

- 杖の基本的な構造は，グリップ（握り），支柱，杖先および杖先ゴムからなる（図6-1）．

a. グリップ

- 杖はグリップの形状により名称が異なり，T字型，L字型，オフセット型，彎曲型などがある（図6-2）．
- 最も普及しているのはT字杖である．
- オフセット杖は，体重がグリップから支柱へ垂直に伝わるように支柱上部が彎曲している．

b. 支　柱

- 支柱は木製，スチール製，アルミニウム製，カーボン製などがあり，価格，重量，耐久性などが異なる．
- 支柱の構造は，固定式のほか調節式や折りたたみ式がある（図6-3）．

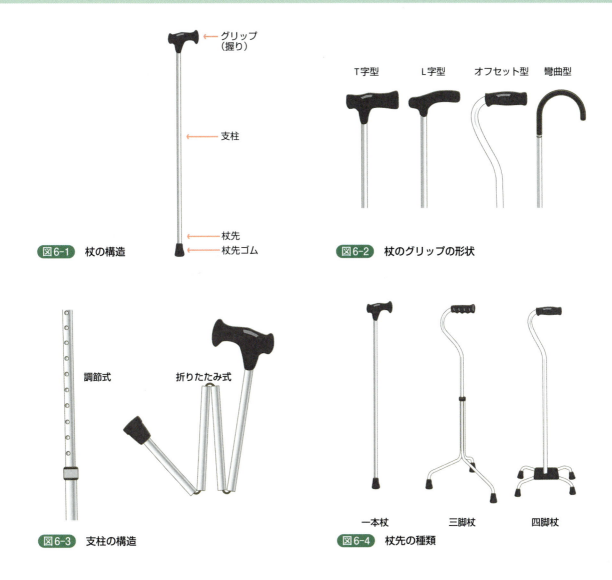

図6-1 杖の構造

図6-2 杖のグリップの形状

図6-3 支柱の構造

図6-4 杖先の種類

- 調節式の杖はそれぞれの体格に応じた長さに調節ができるが，固定式のものより重く，比較的高価なものが多い．
- 折りたたみ式の杖は旅行などに携帯するのに便利であるが，固定式のものより耐久性に欠ける．

c. 杖　先

- 杖先の種類により，一本杖や多脚杖（三脚杖や四脚杖）に分類される（図6-4）．
- 三脚杖（三点支持杖）や四脚杖（四点支持杖）は立位バランスが悪い場合や歩行練習の初期段階に使用する．
- ただし，三脚杖や四脚杖は体重を垂直に支持できない場合，たとえば凹凸がある路面，段差，階段などでは不安定になりやすい．

d. 杖先ゴム

- 杖をついたときのすべり止めや衝撃を和らげるために，杖先ゴムを装着する．

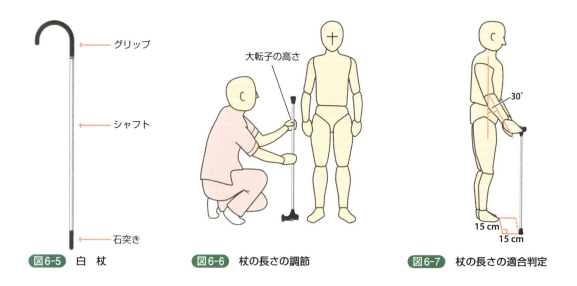

図6-5　白　杖　　　　図6-6　杖の長さの調節　　　　図6-7　杖の長さの適合判定

> **memo**
>
> **白　杖**
> 白杖は，視覚障害者らが障害物などを探索し，あるいは障害者であることを表示して安全に歩行するための杖である（**図6-5**）．なお，白杖は下肢機能に障害のある人が使用する杖のように支持性を目的とする杖ではない．白杖には，杖先ゴムに相当する石突きがあり，地面との摩擦が多いため，硬質の素材でできている．

2 杖の長さ

- 杖の長さは，普段使用している履き物を履いた状態での立位で合わせる．
- 一般的には大転子，または橈骨茎状突起（上肢を体側につけ，肘伸展位で計測）までの高さに合わせる（**図6-6**）．
- 高齢者などで脊柱の後彎がある場合，大転子や橈骨茎状突起の高さで調節すると長すぎる．
- また，逆に膝関節の屈曲拘縮がある場合は短すぎる．
- 杖の長さの適合性を判定するには，**図6-7**のように足先前方15 cmの地点からさらに外方に15 cmの地点に杖をついたとき，肘の屈曲角度が約30°で，肩が自然な高さになっているかを確認する．

D　松葉杖の種類と構造

1 松葉杖の種類

- 松葉杖は，その用途によりさまざまな種類がある（**図6-8**）．

D 松葉杖の種類と構造　075

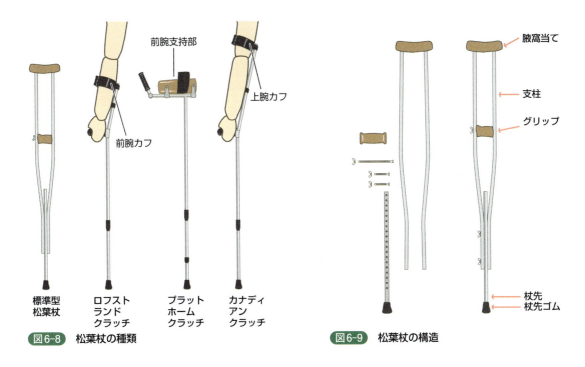

図6-8　松葉杖の種類

図6-9　松葉杖の構造

- 標準型松葉杖は，下肢の骨折や靱帯損傷などにより体重を免荷する場合や，脊髄損傷による対麻痺者の歩行に使用される．
- 杖の種類と通常の部分免荷の割合を下記に示す．
  - ①一本杖：20％程度
  - ②片松葉杖：30〜50％程度
  - ③ロフストランドクラッチ：50％程度
  - ④両松葉杖：50％程度〜完全免荷
- 標準型松葉杖は上肢で固定して使用するため，上肢筋群に相当の筋力が必要である．
- とくに広背筋，僧帽筋，大胸筋，上腕三頭筋，三角筋などは強力な筋力が必要となる．
- そのため高齢者には使用が難しく，代わりに歩行器を使用する場合が多い．
- ロフストランドクラッチは前腕カフが特徴で，前腕カフには上肢の固定力を高める作用があるため，とくに肘関節伸展筋力が弱い場合に適応となる．
- プラットホームクラッチは前腕支持部が特徴で，肘や前腕部で体重を支持するため，肘の屈曲拘縮のある場合や関節リウマチのように手指，手関節に変形や疼痛のある場合に適応となる．
- カナディアンクラッチは上腕カフが特徴で，上腕カフは上腕三頭筋の作用を助けるため，とくに肘関節伸展筋力が弱い場合に適応となる．

2 松葉杖の構造

- 松葉杖の基本的な構造は腋窩当て（脇当て），支柱，グリップ，杖先および杖先ゴムからなる（図6-9）．

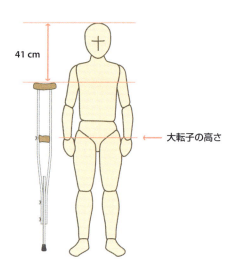

図6-10　松葉杖の長さの調節

- 一般的には腋窩当てとよばれるが，腋窩で体重を支持するのではなく，腋窩より2～3横指程度下方の側胸部に当て脇を締めて支持する．
- 腋窩で体重を支持してしまうと，腋窩を圧迫して橈骨神経麻痺を起こす危険性があるので十分な指導が必要である．
- 支柱は木製と金属製（アルミニウムやカーボンなど）があり，その多くは調節式でボルトとナットで固定する．

③ 松葉杖の長さ

- 松葉杖は，全体の長さとグリップまでの長さを調節する必要がある．
- 全体の長さは，腋窩から靴底までの長さに5 cm加えた長さとする．または，腋窩から靴の前方15 cmの長さである．
- 全体の長さを決定する最も臨床的に普及している簡便な方法として，一般成人では身長から41 cmを引いた長さに合わせる（図6-10）．別法として，身長の77％の長さとする方法がある．
- グリップまでの長さは杖の場合と同じで大転子，または橈骨茎状突起までの高さに合わせる．
- 松葉杖の長さの適合性を判定するには，足先前方15 cmの地点からさらに外方に15 cmの地点に松葉杖をついたとき，肘の屈曲角度が約30°で，腋窩と松葉杖の腋窩当てとの間に2～3横指の隙間があることを確認する．

E　その他の歩行補助具

① 歩行器（図6-11）

- 歩行器は4本の支柱構造で，その4点で囲まれた支持基底面で体重を支持しな

E その他の歩行補助具　077

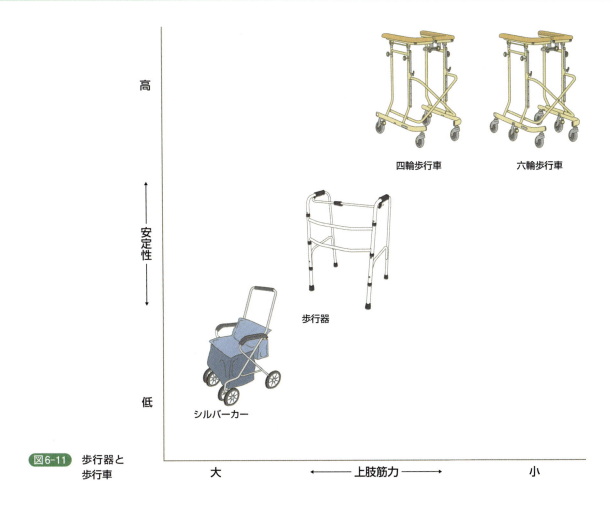

図6-11　歩行器と歩行車

がら使用する歩行補助具である．
- 歩行器のフレームは「コの字型」で，固定式と交互式がある．
- 歩行器は安定性が高く，松葉杖に比べて使用が簡便なため，高齢者で歩行障害のある場合に適応となる．
- ただし，安定性は高いが後方に転倒する可能性があるため，常に重心を前方に保つように指導する．

2 歩行車（図6-11）

- 歩行車は4本または3本の支柱構造で支柱の先端に小車輪が取り付けられたもので，広義には歩行器に入る．
- また，安定性に優れているので，平衡障害とくに運動失調のある場合や，高齢者で歩行障害のある場合に適応となる．
- ただし，後方に転倒する可能性があるので，常に重心を前方に位置するように指導する．
- 四輪歩行車よりも旋回半径が小さく，小回りのきく六輪歩行車もある．

③ シルバーカー

- 手押し車には，荷物の運搬が可能なショッピングカーと，ショッピングカーの荷台の部分に座席が取り付けられているシルバーカーがある．
- シルバーカーは歩行器としての機能と，休憩ができるいすとしての機能があり，疲れやすい高齢者が適応となる．
- 屋外で使用することが多いため，ハンドブレーキや前輪キャスターつきのものが望ましい．
- 手押し車の使用には，バランスがよく，ある程度の歩行機能と両上肢の筋力が必要である．

F　車いすの種類と構造

- 車いすは，重度の歩行障害をもつ人の歩行機能を代償して，移動する「車」としての機能と，座って作業をしたり休息するという「いす」としての機能をあわせもつ．
- 車いすの種類は多種多様であり，分類方法も①障害者総合支援法における分類，②日本工業規格（JIS）における分類，③駆動方式による分類，④構造による分類，⑤用途による分類などがある．
- 車いすは手動式と電動式に大別されるが，ここでは手動式を中心に解説する．

JIS : Japan Industrial Standard

① 手動式車いすの種類と特徴

- 手動式車いすには，自走用と介助用がある（**図6-12**）．

a. 自走用車いす

- 自走用車いすには，後輪駆動式車いす（いわゆる標準型車いす），前輪駆動式車いす（トラベラー型車いす），リクライニング式車いす，片手駆動式車いす，スポーツ用車いすなどがある．
- 標準型車いすは大車輪が後方，キャスターが前方にある最も一般的な車いすである．これは屋内および屋外で使用可能であるが，屋外で使用する場合はキャスターを大きくしたほうが使いやすい．
- 前輪駆動式車いすは，大車輪が前方，キャスターが後方にあり，小回りがきくため屋内での使用に適している．
- リクライニング式車いすは，バックサポートが座位から水平位までの調節が可能であり，頸髄損傷や脳性麻痺の患者で起立性低血圧の予防に使用される．
- 片手駆動式車いすは一側上肢のみで駆動するタイプで，内外2個のハンドリムを片手で操作するダブルハンドリム型と，1本のレバーを片手で操作するワンハンドスカル型がある．
- 片手駆動式車いすは片麻痺や一側上肢を含む多肢切断患者が適応となるが，操作が難しく上肢の筋力が必要であるため，理解力や上肢筋力が低下した人は使

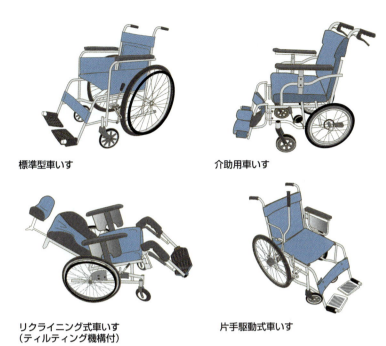

図6-12 車いすの種類

用困難である．
- スポーツ用車いすには，バスケットボール用，レース用，スキー用，テニス用などがあり，それぞれの競技で使いやすいように開発されている．

b. 介助用車いす
- 介助用車いすは単に標準型車いすを使用する場合もある．
- 屋内で使用する場合は，大車輪をコンパクトにすることにより小回りがきき，狭い場所でも使いやすい．
- 屋外で使用する場合は，グリップにハンドブレーキをつけ，とくに座位バランスの悪い人を介助する場合は安全ベルトをつける必要がある．

2 車いすの基本的構造と名称

- 標準型車いすは，身体支持部，駆動部，車輪，フレームから構成される（図6-13）．

a. 身体支持部
- 身体支持部は座（シート），背もたれ（バックサポート），肘当て（アームサポート），フット・レッグサポート（レッグパイプ，レッグサポート，フットサポート）から構成される．
- シートはナイロンや革製で，シートパイプによる吊り式が多く，折りたたみが可能である．
- バックサポートは背部を支持して安楽姿勢を取らせる背もたれであり，固定式と角度が変えられるリクライニング式がある．
- アームサポートは前腕部を支える部位であり，標準型とテーブル下の空間に入

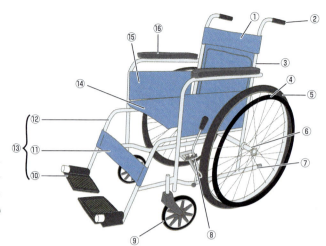

図6-13 車いすの構造と各部の名称
①バックサポート，②グリップ，③バックサポートパイプ，④ハンドリム，⑤大車輪，⑥車軸，⑦ティッピングレバー，⑧ブレーキ，⑨キャスター，⑩フットサポート，⑪レッグサポート，⑫レッグパイプ，⑬フット・レッグサポート，⑭シート，⑮サイドガード，⑯アームサポート

りやすいデスク型がある．
- アームサポートには，衣服の車輪への巻き込みや汚れを防止するサイドガードとともに取り外しが可能な着脱式アームサポートがある．
- 着脱式アームサポートを装着することによって，ベッドなどへの移乗が行いやすくなる．
- フット・レッグサポートはレッグパイプ，レッグサポート，フットサポートから構成される．
- フット・レッグサポートは固定式のほか，移乗動作を行いやすくする開閉式，下肢を伸展位に保持する挙上式がある．

b. 駆動部（図6-14）
- 自走用はハンドリムとブレーキ，介助用はグリップ（握り）とブレーキから構成される．
- ハンドリムは大車輪の外側にあり，それを把持して車いすを駆動させる．
- 手の機能障害のためにハンドリムを把持できない場合は，ノブつきのハンドリムにする．
- ブレーキはテコの原理を利用したレバー式と，リンク機構を利用したトグル式がある．
- 上肢の筋力が弱い人には，トグル式ブレーキを用いるほうがよい．
- その他，介助者用としてグリップに取り付けるハンドブレーキがある．

c. 車　輪
- 車輪は大車輪（駆動輪）とキャスター（小車輪）から構成される．
- キャスターは大きいほうが低い段差などの障害物を乗り越えるのに有利であるが，回転に広いスペースが必要となる．
- 車いすを屋内で用いる場合はキャスターを小さく，屋外で用いる場合は大きくする．

d. フレーム
- フレームは金属製のパイプで構成され，代表的なものにバックサポートパイプ，

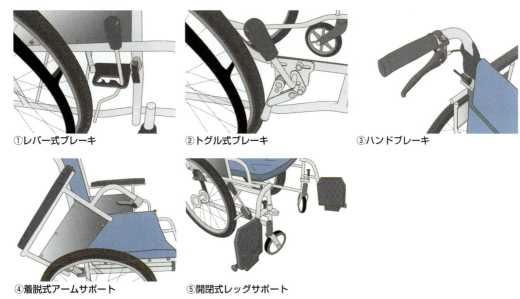

①レバー式ブレーキ　②トグル式ブレーキ　③ハンドブレーキ
④着脱式アームサポート　⑤開閉式レッグサポート

図6-14 その他の構造と名称

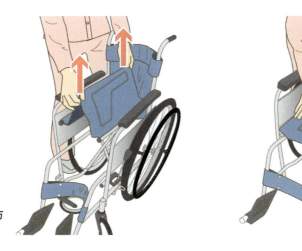

図6-15 車いすのたたみ方と広げ方

バックパイプ，アームパイプ，シートパイプ，フロントパイプ，レッグパイプ，ベースパイプ，ティッピングレバーなどがある．
- ティッピングレバーは，ベースパイプが後方に延長されたレバーで，介助者がキャスターを持ち上げるために使用する．
- 車いすをたたむときは，シートの中心部を**図6-15**のようにもって引き上げ，もとに戻すときには，シートの両端（シートパイプ）を押して広げる．
- 持ち上げて運ぶときは，バックサポートパイプとレッグパイプを持って上げる．

e. **車いすクッション**
- クッションは，殿部にかかる力を分散させ，痛みの軽減や褥瘡の予防に効果的である．
- 素材により，ウレタンフォーム，ゲル（ジェル），空気（エアー），ハイブリッド（ウレタンフォームと空気の併用型）などの種類がある（**図6-16**）．

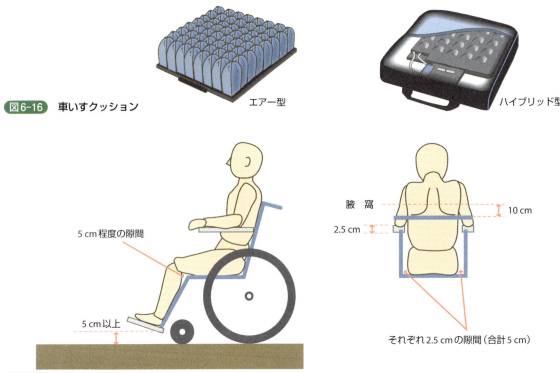

図6-16　車いすクッション

図6-17　車いすの採寸

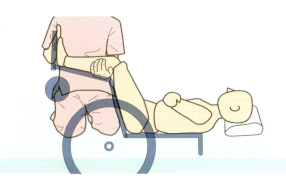

図6-18　身体の寸法にあった車いすのイメージ

3 車いすの採寸

- 車いすの採寸は，各身体計測値を基準にして行う（図6-17，6-18）．
a. シートの幅
- 殿部の最大幅を計測し，その値に5 cmを加えた長さ．
b. シートの長さ
- 殿部最後端から膝窩部までの長さに5 cm程度の隙間ができる長さ．
c. シートの高さ
- 端座位，膝関節90°屈曲位で，足底を床面に接地させた状態での床面から殿部までの長さ．

d. バックサポートの高さ

■ シートから肩甲骨下角（臨床的には腋窩から10 cm下）までの長さ.

e. アームサポートの高さ

■ シートから肘関節90°屈曲した状態での肘までの長さに2.5 cmを加えた長さ.

f. フットサポートの高さ

■ 下腿長に応じて決定する. 床面から5 cm以上上方に位置するようにする.

④ シーティング

■ シーティングseatingとは, 座位姿勢を自分でコントロールすることが困難な人に対して, よりよい状態で座位姿勢をとらせることである.

■ 車いす上での不良姿勢は, 左右のどちらかに倒れている姿勢, 殿部を前方にすべらせている姿勢, 斜め座りなどさまざまであるが, その原因を明らかにすることが重要である.

■ これらの原因として, 車いすと身体の寸法や身体機能が適合していないことが要因となっていることが多い.

■ シーティングの基本は, 身体の寸法にあった車いすを選ぶことである（車いすの採寸参照）.

■ ただし, バックサポートの角度やフットサポートの位置は, 股関節や膝関節の関節可動域を考慮する必要がある.

■ 股関節の屈曲が不十分な場合, バックサポートと殿部の間に隙間ができ, 座面からずり落ちる姿勢を取りやすい. その場合, バックサポートの角度を基準より大きくする必要がある.

■ 脊柱に変形（円背や側彎など）がある場合, バックサポートによる支持性を向上させるため, バックサポートの張り調節やクッションを利用するとよい.

⑤ 車いすのメンテナンス・チェックポイント

■ タイヤの空気圧を確認する. タイヤは, 時間とともに空気が抜ける「スローパンク」状態になることがあるので注意する.

■ ブレーキを確認する. 車いすを前後に動かし, タイヤが固定されていることを確認する. また, フットサポートを上げた状態で車いすに座り, アームサポートをつかんで立ち上がった際に, 車いすが後方に動かないことを確認する.

■ ネジに緩みがないかを確認する. 車いすを2～3回折りたたみ, 緩みやガタツキ, 異音がないかを確認する. また, 開いた状態でグリップをもち, 前後左右に捻るなどして, 緩みやガタツキがないかを確認する.

■ 緩みやガタツキ, 異音が確認されたら, 車いす付属の工具で少しずつネジを締める. ただし, ネジを締め付けすぎると破損してしまうので注意する.

■ 消耗品の交換の目安は下記のとおりである.

　　　タイヤゴム：側面に亀裂が生じる, 適正空気圧表示がみえなくなる, 溝の凹凸が少なくなった場合.

　　　虫ゴム：ゴムに亀裂が入ったり, 切れた場合.

キャスター：亀裂が生じたり，3〜5 mm 程度摩耗した場合.

学習到達度自己評価問題

1. 多脚杖の適応と使用上の留意点について説明しなさい.
2. 高齢者の下肢骨折後の歩行練習（30％の免荷歩行）で用いる歩行補助具を選び，その選択理由を説明しなさい.
3. 松葉杖の長さの合わせ方と，その適合判定の方法を説明しなさい.
4. 手動式車いすの種類とそれぞれの適応について説明しなさい.
5. 車いすの採寸の方法と，シーティングを考えるうえでの留意点を説明しなさい.

7 基本動作①総論

一般目標
1. 基本動作の意義と種類を理解する．
2. すべての姿勢を理解する．
3. 起居動作を理解する．
4. 移乗動作を理解する．
5. 移動の手段を理解する．

行動目標
1. すべての姿勢が体現できる．
2. すべての姿勢の支持基底面が説明できる．
3. 起居動作を順を追って体現できる．
4. リフティングができる．

調べておこう
- 各姿勢で可能な身の回り動作には何があるのかを調べよう．

A 基本動作

- 基本動作とは，その運動のみでは目的をもつことはないが，ADLを遂行するうえで基本となる動作であり，ADLそのものを示すものではない．
- 基本動作を獲得することで，身の回り動作や生活関連動作（APDL）を遂行することができる．
- 基本動作が可能か否かで生活空間の広がりは大きく左右される．
- 基本動作ができなくなるとADLの遂行が困難になり，「寝たきり」になる危険性がある．
- 寝たきりについての明確な定義はないが，基準として「障害老人の日常生活自立度（寝たきり度）」判定基準（**表2-7**参照）がある．
- 基本動作は，静的基本動作と動的基本動作に分けられる．
- 静的基本動作とは，姿勢の保持動作のことである．
- 動的基本動作とは，起居（姿勢変換）動作，移乗動作，移動動作のことである．

ADL：activities of daily living

APDL：activities parallel to daily living

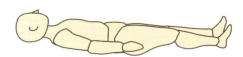
a. 背臥位 supine lying

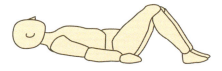
b. 膝立て背臥位 hook lying

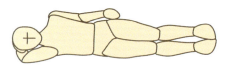
c. 側臥位 side lying

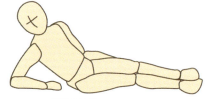
d. 片肘支持位 on elbow position

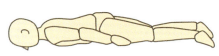
e. 腹臥位 prone lying

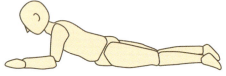
f. 肘立て腹臥位 puppy position, on elbows position

図7-1 臥　位

B　静的基本動作（姿勢保持動作）

- 姿勢保持動作では，支持基底面上に重心を維持しなければならない．
- 支持基底面とは，身体が地面（床面，座面）と接している部分で構成される．また，体幹が空間に保持される姿勢では，四肢が地面と接している点を結んだ面で構成する（図3-5参照）．
- 姿勢を保持するということは，特定の姿勢をじっと保持するだけでなく，外乱や負荷またはリーチ動作など外的・内的刺激により，支持基底面の狭小や変形および重心の支持基底面外への移動などの変化が起こった場合，その姿勢の維持や復元するための対応も含まれている．
- それにより，その姿勢でのADLの広がりが望める．また姿勢変換も可能になる．
- 姿勢の種類は以下のものがある．

1 臥位（図7-1）

- 背臥位：背臥位（図7-1a），半背臥位，膝立て背臥位（図7-1b）
- 側臥位：側臥位（図7-1c），片肘支持位（図7-1d）
- 腹臥位：腹臥位（図7-1e），半腹臥位，肘立て腹臥位（図7-1f）

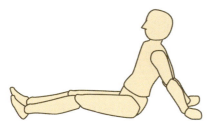
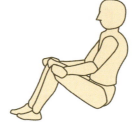
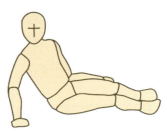

a. 長座位 long sitting, on hands position　　b. 膝立て座位 hook sitting　　c. 横座位 side sitting, on hand position

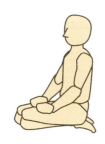
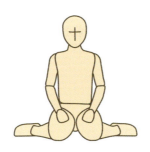
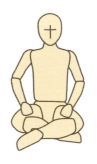
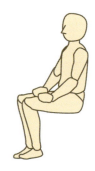

d. 正座位　　e. 割座位（トンビ座位）　　f. 胡座位（あぐら座位）　　g. いす座位（端座位）

図7-2　座　位

2 座位（図7-2）

- 床上座位：長座位（図7-2a），膝立て座位（図7-2b），横座位（図7-2c），正座位（図7-2d），割座位（図7-2e），胡座位（図7-2f），いす座位（端座位）（図7-2g）

3 四つ這い位（図7-3）

- 四つ這い位（図7-3a），四つ這い三肢支持位（図7-3b, c），四つ這い二肢支持位（対側上下肢支持［図7-3d］，同側上下肢支持［図7-3e］）

4 高這い位（図7-4）

- 高這い位（図7-4a），高這い三肢支持位（図7-4b）

5 膝立ち位（図7-5）

- 膝立ち位（図7-5a），片膝立ち位（図7-5b）

6 立　位

- 支持なし立位，支持あり立位

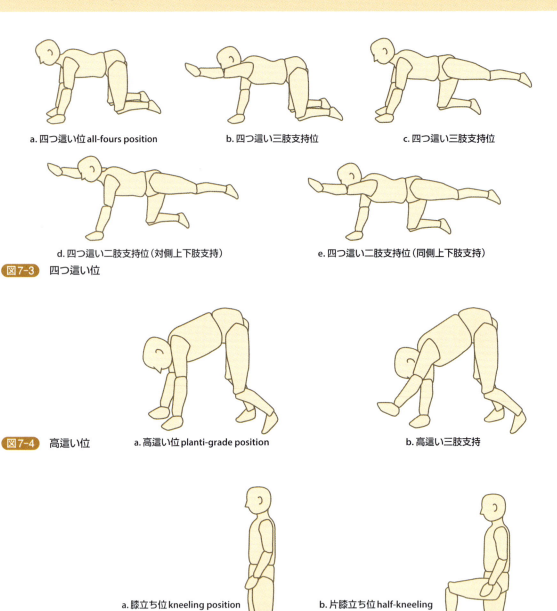

図7-3 四つ這い位

図7-4 高這い位

図7-5 膝立ち位

C 動的基本動作

- 起居動作とは，臥位から座位あるいは立位にいたる一連の動作である．
- 移乗動作とは，臥位および座位において，その姿勢を保持している場所から，別の場所へ移る動作である．
- 移動動作とは，手段は何であれ身体の位置を動かすことで，床上移動（ずり這い，四つ這い，膝歩きなど），車いす移動，歩行などがある．

1 起居動作

- 臥位から立位にいたる動作は2通りに大別される.
- 1つは背臥位からの動作, もう1つは腹臥位からの動作である.
- 動作の途中で, 座位, 四つ這い位, 膝立ち位でその後の経路を変更できる.
- 動作は, エネルギー効率のよい方法を選択するべきである.
- 患者の残存能力を十分把握したうえで, 安全性を第一に選択する.
- 一連の動作が不可能な場合は, まず動作の最後を指導し成功体験を感じさせる.
- 起居動作の流れを**図7-6**にまとめる.

2 移乗動作

- 人的介助の要否に着目すると, 独立（補助具の利用を含む）, 部分介助, 全介助に分けられる.
- 独立または部分介助による移乗動作としては, 必要性の点からも座位での移乗を主に考える.
- 全介助による移乗は, 手段が数人掛かりで行うリフティングとなる場合が多く, ほとんどの臥位での移乗と一部の座位での移乗がある.

a. 座位での移乗

- 自立を促す場合は, 上肢での支持やそれを利用した身体の固定を常に念頭に置く.
- 上肢での支持や固定に利用する補助具（手すりなど）の配置にも熟考しなければならない.
- 動作に下肢の参加がのぞめる場合は, 立ち上がり動作の応用となる.
- 立ち上がりの際には, 転倒, とくに膝折れの危険性に注意しなければならない.
- 動作に下肢の参加がのぞめない場合は, トランスファーボードなど補助具の利用を積極的に検討する.
- 座面の高低差がないようにすることが望ましいが, 床から車いす, ベッドなど30～40 cmの高低差が生じる場合は, 患者の能力に合わせて台などの利用を検討する.
- 具体的な介助方法に関しては, 第14章を参照すること.
- ADL上考えなければならない座位での移乗動作を**図7-7**に示す.

b. リフティング

- 全介助が主となるので, 日常生活においては介助者（家族）への指導が重要となる. 多いと日に数回行うことなので, 介助者の身体に負担がかかりすぎるリフティングは指導するべきではない.
- リフトを始める前に部屋の状況（家具などの配置）を確認する. とくに移乗先とその経路の配置を確認する.
- 安全にリフトができるための十分なスペースを確保する.
- 患者の障害（種別, 重症度など）およびサイズ（身長, 体重など）を考慮し, リフティングの方法, 介助者の人数を決定する.

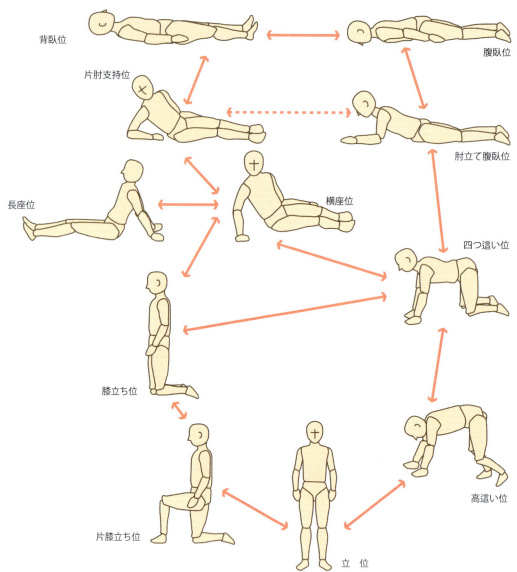

図7-6 起居動作

> **memo**
> ある姿勢からつぎの姿勢に移るときは，支持基底面がどのように変化するかを確認する．そして，重心は変化する支持基底面上に移動していく．
> 姿勢変換動作を指導するときは，つぎの姿勢の支持基底面を理解させ，重心の移動を誘導すると患者は理解しやすい．

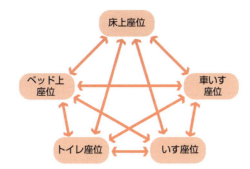

図7-7　座位での移乗動作

- 介助者にかかる負担が大きいと判断する場合は，福祉用具の利用を積極的に検討する（第12章参照）．
- 基本的なリフティングの例を図7-8に示す．

3 移動動作

- 移動とは，主として床上において，ある姿勢のまま身体の位置を移すことである．
- すべての姿勢において，前後移動，側方移動は可能である．
- 四肢の運動能力が低下していても，補装具などを利用することで自立した移動が可能になることは多い．
- 身体機能に動力としての力源がなくても，操作能力があれば体外に力源（たとえば，電動）を求めることを考える．
- 転倒などの危険性が伴うので，自立に向けては安全性を念頭に置く必要がある．
- ADL上，有効性の高い移動にはつぎのものがある．

a. 臥　位
- 匍匐（前方）
- 寝返り（側方）

b. 座　位
- いざり移動（側方および後方）
- 車いす移動（前方および後方）

c. 四つ這い位
- 四つ這い移動（前方）

d. 膝立ち位
- 膝歩き（前方）

e. 立　位
- 独立歩行（前方および側方）
- 手すり，杖，歩行器，歩行車などによる支持あり歩行

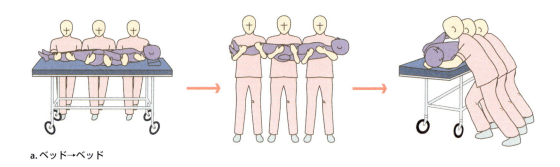

a. ベッド→ベッド

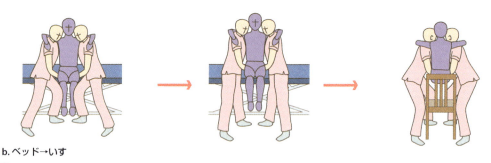

b. 車いす→ベッド

b. ベッド→いす

図7-8 基本リフティングの一例

学習到達度自己評価問題

1. 座位におけるすべての姿勢をあげなさい．
2. 起居動作の流れを説明しなさい．
3. ADL上，指導すべき移乗動作をあげなさい．
4. 基本的なリフティングをあげなさい．
5. 有効性の高い移動動作をあげなさい．

基本動作②起居動作

一般目標
1. 健常者の起居動作パターンを理解する.
2. 起居動作時の重心線と支持基底面との関係,肢節運動のタイミングや方向などを理解する.

行動目標
1. 健常者の一般的な起居動作パターンを説明できる.
2. 起居動作を神経生理学的側面（立ち直り反応など）や運動学的側面などから分析し説明できる.
3. 障害により起居動作が困難になる場合,動作自立のための動作方法の説明ができる.

調べておこう
1. 正常運動発達について調べよう.
2. 立ち直り反応,平衡反応,物体の安定性にかかわる要素について調べよう.
3. 学生どうしで,寝返り,起き上がり,立ち上がりを観察し,どのような動作パターンがあるか調べよう.

A 起居動作とは

1 理学療法における起居動作の位置づけ

- わが国の理学療法士及び作業療法士法の理学療法の定義によれば,「基本的動作能力の回復をはかる」ことを理学療法の目的としている.この基本的動作 fundamental components of movement とは通常,寝返り,臥位での移動,起き上がり,座位,座位バランス,立ち上がり,移乗,歩行,リーチ,つまみなどを指しており,日常生活活動における基本的構成要素である.
- 起居動作はこの**基本的動作**の一部分である.起居動作は,移動の前段階として重要な動作であり,起居動作の自立なしに移動や身の回り動作などの自立は困難であるともいえる.

■ここでは，寝返り（背臥位⇔腹臥位），起き上がり（背臥位⇔長座位，背臥位⇔端座位，腹臥位⇔四つ這い位），立ち上がり（いす，もしくはベッドからの立ち上がり，床からの立ち上がり），座位保持について解説する．

2 起居動作の運動学的特徴

■臥位は**重心が低く支持基底面***base of supportが広い安定した姿勢である．
■起居動作は重心を低い位置から高い位置へ，支持基底面を広い状態から狭い状態へと，安定した姿勢から重力に抗して姿勢を変化させる動作である．
■動作は姿勢変換の連続であり，つぎの姿勢の支持基底面にいかに重心を投影するかが重要である．
■動作を考える場合，どの動作に対しても**運動学的見方***だけでなく，**力学的***・**神経生理学的***・**心理学的見方***でとらえていく必要がある．

> **memo**
> 障害によっては，起居動作に介助が必要な状態であったとしても，歩行が可能となる（可能である）ケースはめずらしくない．起居動作は移動の前段階の動作であるが，基本動作練習の流れにおいて，起居動作が自立しなければ歩行など，そのつぎの動作練習を行えないと考えることは要注意である．

B 寝返り

1 寝返りの種類

■背臥位⇔腹臥位
■背臥位⇔側臥位
■その他，開始肢位や目的の違いによって，動作方法や終了肢位はさまざまである．

2 背臥位⇔腹臥位

a. 背臥位から腹臥位へ（図8-1）
■頭頸部の屈曲とともに寝返る方向へ回旋する．
■寝返る方向と反対側の肩甲帯を屈曲し，肩を床から離し，肩関節は屈曲，内転，内旋する．
■肩甲帯を屈曲し続けると，体幹上部は回旋し，ついで骨盤を中心とした体幹下部も回旋し側臥位となる（体全体としては屈曲パターンとなる）．
■頭頸部を軽度伸展させ，両上肢を前方に挙上しながら肩甲帯挙上，屈曲し，体幹上部，体幹下部を回旋し腹臥位となる（体全体としては伸展パターンとなる）．

＊支持基底面 身体を支えるために，床と接している部分を結んだ範囲をいう．両足で立位を保持しているときは，両足底とその間の部分を合計した面積．支持基底面が広いほど安定性はよい．しかし，動きづらい．

＊運動学的見方 肢節の位置関係や，力を入れる方向，筋活動，収縮様式，運動の力源などの視点から動作を分析すること．

＊力学的見方 重心の位置，支持基底面の広さ，支持基底面と重心の投影点との関係，重力，慣性力，テコなどの視点から動作を分析すること．

＊神経生理学的見方 立ち直り反応（頸部からの立ち直り反応，身体からの立ち直り反応など），姿勢反射（対称性緊張性頸反射，緊張性迷路反射など）などの視点から動作分析をすること．

＊心理学的見方 安全面に配慮し対象者が恐怖心を抱いていないか，意欲はあるかなどの視点から動作分析をすること．

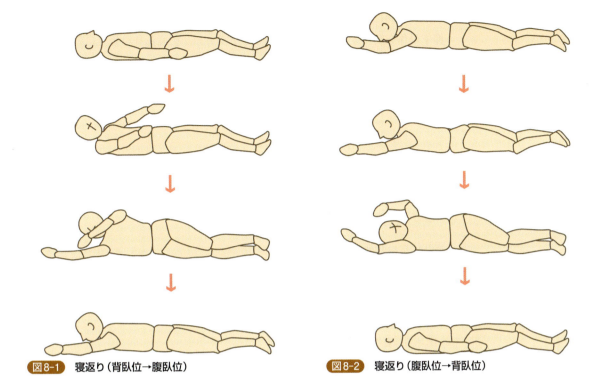

図8-1 寝返り（背臥位→腹臥位）

図8-2 寝返り（腹臥位→背臥位）

b. 腹臥位から背臥位へ（図8-2）

- 頭頸部の伸展とともに寝返る方向へ回旋する．
- 寝返る方向の肩甲帯を伸展し，上肢伸展しながら，体幹を伸展かつ体幹上部の回旋，そして骨盤を中心とした体幹下部を回旋し背臥位となる（体全体として伸展パターンである）．

3 自立のためのポイント

- **体軸内回旋**が重要であり，これによりスムーズな寝返りが可能となる．
- **四肢の動きを利用**し，動かしにくい肩甲帯，骨盤帯を回転させる．
- **重心を高く，支持基底面を狭くする**．たとえば，両膝を立て，その後，下肢を

> **memo**
>
> **「できるADL」と「しているADL」**
>
> 理学療法室でできた寝返り，起き上がり動作．しかし，病室（居室）のベッド（布団）でできず，しているADLになっていない場合もある．この原因はどこにあるのだろうか．理学療法室での練習は広いプラットフォームで，座位になったときには床に足が接地しやすく，硬さも適度．それに対して，病室ではベッドの幅が狭く，足が床に接地しない高さ，マットがやわらかいなどの環境の相違がある．すると，獲得すべき動作は異なる．身体機能，動作の分析だけでなく，対象者の生活環境も十分に分析する必要がある（p.25の「できるADL」と「しているADL」を参照）．

寝返る方向に倒す．これは，**下肢の重み**も利用している．

- ■ **押す動作**を利用する（押す動作は重心を前方に，引く動作は後方に移動しやすいため）．
- ■ 押す動作の利用が困難な場合，ベッド柵やベッド端を握ったり，前腕を引っかけ引き寄せる力を利用して寝返る．

C 起き上がり

1 起き上がりの種類

- ■ 背臥位から長座位へ．
- ■ 背臥位から端座位へ．
- ■ 腹臥位から四つ這い位へ．
- ■ その他，開始肢位や目的の違いによって動作方法や終了肢位はさまざまである．

2 正常な起き上がりパターン

①完全回旋型：背臥位から体幹を回旋し完全に寝返り，腹臥位になってから下肢を屈曲しつつ起き上がる．

②部分回旋型：背臥位から片肘をつき on elbow，on hand へと体幹を回旋して起き上がる．

③非回旋型：背臥位からまっすぐ起き上がる．

- ■ 2歳ころまでは完全回旋型が多いが，3〜4歳ころは部分回旋型，5歳ころは非回旋型となり，発達とともに体幹の回旋がない左右対称的なパターンになる．
- ■ 高齢者では，年齢とともに幼弱なパターンに戻っていく．60歳以前は非回旋型がそれ以降は部分回旋型が多い．
- ■ 起き上がり動作が獲得される前提として，**座位保持が自立**していることが必要である．

3 背臥位⇔長座位

a. 背臥位から長座位へ（図8-3）

- ■ 頭頸部を屈曲，起き上がる方向へ回旋しながら頭を床から離す．
- ■ 起き上がる方向と反対側の肩甲帯を屈曲，肩関節を屈曲，内転，内旋しながら体幹上部を回旋し，起き上がる側の片肘をつき on elbow となる．
- ■ 掌を支点にしてついた肘を伸展し（on elbow から on hand へ），体幹を起こす．
- ■ 体幹を反対側に回旋しながら長座位となる．

b. 長座位から背臥位へ

- ■ 頭頸部の屈曲とともに寝る方向へ回旋させながら体幹も回旋させ，同側の肩関節を伸展，外転させ手を床につく．
- ■ 両膝関節を軽度屈曲しながら床についた側の肘関節を屈曲し，on elbow となる．

C 起き上がり　097

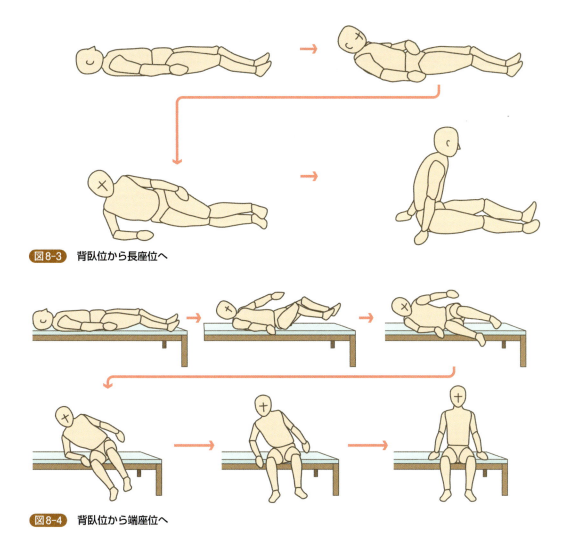

図8-3　背臥位から長座位へ

図8-4　背臥位から端座位へ

- その後，肘関節伸展しながら体幹を後方へ回旋し，両膝関節も伸展し背臥位となる．

4 背臥位⇔端座位

a. 背臥位から端座位へ（図8-4）
- 頭頸部を屈曲し，起き上がる方向へ回旋する．
- 起き上がる方向と反対側の肩甲帯を屈曲，肩関節を屈曲，内転，内旋して，体幹上部を回旋していき，起き上がる側の肘をつく．それと同時に，両下肢を挙上しベッド端から下腿を下ろす．
- 両下腿をベッド端から下ろすと，下肢の重みで殿部を軸に上半身が起き上がる方向に働く．その力を利用するとともに片肘をついている側の手でベッドを押しながら上半身を押し上げ端座位となる．

b. 端座位から背臥位へ
- 頭頸部を屈曲し手をつく方向をみるように回旋する．

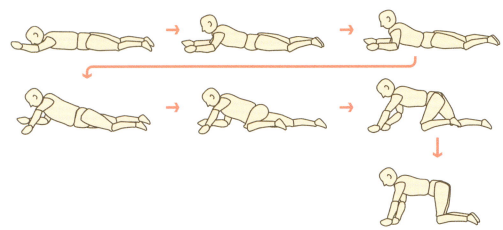

図8-5 腹臥位から四つ這い位へ

- 手をつく側の殿部に体重移動しながら体幹回旋し，手を殿部の外側やや後方につく．その後も体幹回旋しつつ上半身を傾けながらon elbowとなり，それと同時に殿部を軸に両下肢をベッドに上げる．
- 肘関節伸展，体幹を後方へ回旋，伸展しながら，両下肢伸展し背臥位となる．

5 臥位から四つ這い位へ

a. 腹臥位から四つ這い位へ（図8-5）
- 頭頸部を伸展する．
- 一方の肘関節を肩の下にくるように屈曲（90°位）する．このとき，同方向をみる．
- 他方も同じように，肘関節を屈曲するほうをみながら，肘関節を肩の下にくるように屈曲（90°位）しon elbowsとなる（パピー肢位）．
- 一方の肘関節を伸展しながら同側体幹を後方へ回旋し，同側の膝関節を屈曲しながら下肢を前方へもってくる．
- そして，膝を支点とし下半身を持ち上げる．それと同時に，他方の肘関節を伸展し，膝関節も屈曲しながら下肢を前方にもって行き四つ這い位となる．

b. 背臥位から横座りを経由して四つ這い位へ（図8-6）
- 頭頸部を屈曲とともに起き上がる方向に回旋する．
- 反対側の肩甲帯を屈曲，肩関節を屈曲，内転，内旋し，体幹上部を回旋する．それと同時に，起き上がる方向の肩関節を外転，両下肢を屈曲し両手支持の横座りとなる．
- その後，殿部を床から離し四つ這い位となる．

6 自立のためのポイント（背臥位から長座位，端座位へ）

- 頭頸部は屈曲（**胸に顎をつけるように**）させる．
- 押す動作を利用する．
- 押す動作が困難な場合，ベッド柵やベッド端を握って起き上がる．

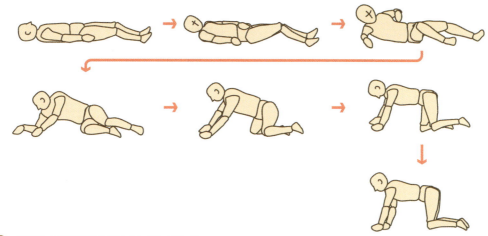

図8-6 背臥位から横座りを経由して四つ這い位へ

- 足下のベッド柵に紐を結び，それを握り手繰り寄せながら起き上がる．
- ベッドのギャッチアップ機能を利用する．

> **memo**
> **動作練習はワンパターンでいいのか**
> 健常者は，寝返りにしても起き上がりにしても，そのときの外部環境や身体的状況に応じて，また目的に応じて豊富なバリエーションをもっている．障害をもった方は，どれだけ環境に応じた，また目的に応じた動作を行うことができているだろうか．1つの動作パターンで十分なケースもあるかもしれないが，障害をもった方も多くの環境に適応した動作ができることが求められているのではないだろうか．

D 座位

- 座位保持の自立は，起き上がり動作が獲得される前提として重要である．
- このほか，座ることでつぎの段階の，立ち上がって立位をとることにつながる．そして，臥位から寝返って起き上がり，座位となる，というような一連の動作の流れができる．
- 安定した座位保持が可能なことは，ADL拡大につながり，**離床**も促される．また，抗重力位をとることで，心肺機能の改善や骨・筋の機能改善，二次障害（**廃用症候群**）の予防も期待される．
- しかし，単に座っていられればよいのではなく，適切な姿勢をとることや**除圧**ができること，**手足の動きを妨げない**ことなど留意する点がある．

1 基本的な座位姿勢

- 図8-7に基本的な座位姿勢をまとめる．

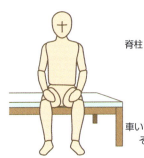
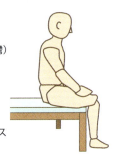

頭頸部：中間位
肩甲帯：中間位
脊柱：生理的彎曲（頸椎前彎，胸椎後彎，腰椎前彎）
骨盤：前傾
股関節：90°屈曲位
膝関節：90°屈曲位
足関節：底背屈0°位
上肢：大腿の上でリラックス
車いす座位であればアームサポート上でリラックス
その他：床に踵がしっかりついている．肩の高さ，膝の高さ，骨盤の高さが水平か

図8-7　基本的な座位姿勢

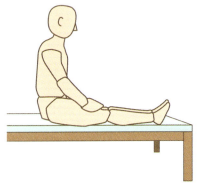
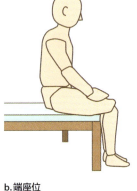
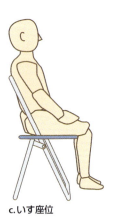

a. 長座位　　　　　　　　b. 端座位　　　　　　　　c. いす座位

図8-8　いろいろな座位

- この基本的な座位姿勢は，バランスを保ち，座位でのさまざまな活動を円滑にすることを可能とする．
- 下肢の状態や支持の有無などにより座位は分類される．

*座位の種類　このほかに，胡座位（あぐら座位），割座位，横座位，正座位などがある．

2　いろいろな座位*の特徴（図8-8）

a. 長座位
- この座位は支持基底面は広いが，重心が基底面の中心よりも後方にあるため安定性が悪く，常に腹筋に力を入れる必要がある．
- また，膝関節伸展位で股関節を約90°屈曲しているため，ハムストリングスの十分な伸長性がないと後方へ倒れてしまい，保持することが困難である．

b. 端座位
- 体幹の筋力があり，自力で座ることのできる場合にすすめられる座位である．
- 膝関節を90°屈曲することから，ハムストリングスの伸長性を必要とせずに安定性がよい．
- また，この座位は立ち上がり，移乗，歩行の前段階として重要な姿勢でもある．

c. いす座位
- 背もたれのあるいすでは，体幹の筋力が多少低下している場合でも座位保持は

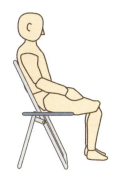

図8-9 仙骨座り

可能である．
- しかし，極端に筋力低下があり完全に背もたれに頼りきってしまう場合には，殿部が前方へすべった座り方（仙骨座り）となる危険性がある（**図8-9**）．

③ 座りやすくするためのポイント（シーティング）

a. シーティングとその目的
- シーティングseatingとは，**座位保持**のことを指し，車いすやクッション，**座位保持装置***などを利用して座らせる技術である．
- よい座位姿勢をとることで長く快適に座っていられ，**褥瘡***や**脊柱の変形**を防ぐことができる．そして，上肢を使用しやすくする．

b. 方法
- 対象者の身体的構造・機能や**座ることの目的**を考慮し，**いすの形状**，**座面の高さや硬さ**，**傾き**，クッションや**固定ベルト**利用の有無などで**座位保持**をはかる．
- 上肢での支持なしで保持ができる場合は，座面を考慮するとよい．
- 上肢での支持が必要な場合は，体幹側方からの支えを考慮する．
- 自力で座れない場合は，側方からの支えや背もたれが必要となり，いすの**ティルト機能**も考慮する．

***座位保持装置**　自力では一定の座位が保持できない人の座位を保持する装置．座面，背もたれ，ヘッドサポートなどとそれを支えるフレームからなる．

***褥瘡**　身体の一定部位に圧迫が長時間加わったために，皮膚および軟部組織が循環障害を起こし，びらん，潰瘍，壊死となった状態．物理的圧迫のほかに，栄養状態の低下，免疫力の低下，湿潤などが影響する．

E 立ち上がり

① 立ち上がりの種類

- いす座位もしくはベッド上端座位から立位へ．
- 長座位（床上）から立位へ．
- 四つ這い位から膝立ち位を経由して立位へ．
- 四つ這い位から高這い位を経由して立位へ．
- その他，開始肢位や目的の違いによって動作方法や終了肢位はさまざまである．

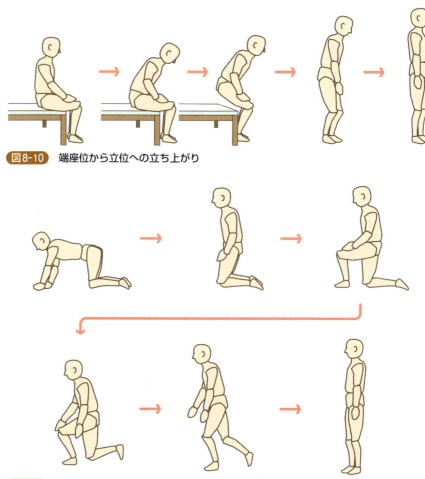

図8-10 端座位から立位への立ち上がり

図8-11 四つ這い位から膝立ち位を経由しての立ち上がり

2 端座位⇔立位

a. 端座位から立位へ（図8-10）
- 骨盤を含めた体幹を前傾して，重心を前方へ移動させる．
- 両下肢に体重が十分のったら（このとき，膝が前方移動する），殿部が離床し体幹，股関節，膝関節を伸展させて立ち上がる．

b. 立位から端座位へ
- 座面の前方部分に下肢後面が軽く触れる程度に，いす，もしくはベッドに近づいておく．
- 体幹前傾をしながら両膝関節を屈曲し，殿部を座面へ着床させる．
- その後，体幹後傾させ端座位となる．

3 四つ這い位から立位へ

a. 膝立ち位を経由して立位へ（図8-11）
- 殿部を後方に引き，体幹後傾しながら両手を床より離し（相対的に股関節伸展

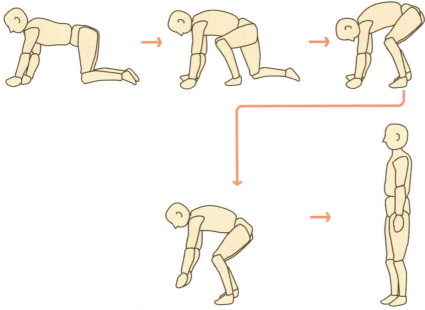

図8-12　四つ這い位から高這い位を経由しての立ち上がり

する），膝立ち位となる．
- 一側の下肢に体重を移動し，他側の下肢を前方に振り出し片膝立ち位となる．
- 膝立ち位になっている下肢の爪先を立てる．体幹前傾し前に出している下肢に体重を移動しつつ，膝を伸展して立ち上がり，立位となる．

b. 高這い位を経由して立位へ（図8-12）
- 両手は床についたままで，一方の下肢に体重を移動し他方の下肢を前に出す．同様に，他方の下肢も前方に出し高這い位となる．
- その後，体幹後傾し（相対的に股関節は伸展する），床から手を離し立位となる．

4 長座位から立位へ（図8-13）

- 両下肢を屈曲し足底を床に接地する．
- 手で床を押し上半身を押し上げながら蹲踞位となる．
- その後，両下肢伸展しながら立位となる．

5 自立のためのポイント

a. 端座位やいす座位から立ち上がる場合
- **浅く腰かけ，足部を後方へ引く**．これにより，支持基底面が狭くなり運動を起こしやすくなる．また，座位時の重心の投影点と立位時の支持基底面の距離が短くなるため立ち上がりやすくなる．
- 十分に**骨盤の前傾を伴った体幹前傾**をする．これにより，立位となった際の支持基底面内に重心が投影されやすくなる．

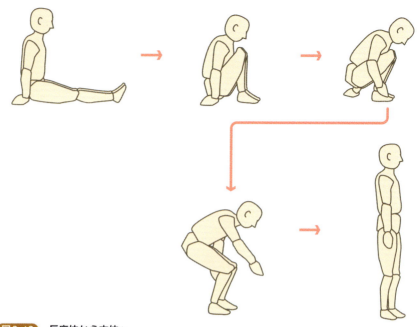

図8-13 長座位から立位へ

- 座面の高さや硬さの影響を受ける．そのため，座面を高くしたり硬くしたりする．
- ベッド柵や手すりを利用する．

b. **床から立ち上がる場合**

- 台や机，いすなどを利用する．
- その際，台などはできるだけ身体に近づけて，十分に手が使える位置に置く．
- 長座位や横座りの状態から膝立ち位となり，台の上に一度腰かけてから立ち上がる．

memo

病棟スタッフとの連携

獲得されつつある機能・動作は，繰り返し行うことでさらに強化，学習される．病棟との連携がとれていると，対象者の能力や動作方法について共通認識されることになり，早期に適切な動作学習が得られる．リハビリテーションチームとして，対象者の早期生活適応，早期社会復帰を目指すためにチーム内の連携は必要である．

memo

- 健常者にとって，寝返り，起き上がりなどの起居動作は意識的に行われるのでなく，**無意識**的に行われる動作である．
- また，どんな環境におかれたとしても，その場面で最適な動作を無意識的に選択し行うことが可能である．

- これは，個人の**身体特性**や**習慣**，**外部・内部環境**，**目的とする行為**により，個人内，個人間に相違が出現する．
- さまざまな疾患によって障害をもった場合，健常時と同じようにさまざまな動作パターンから最適な動作を選択し実行することが困難となる．
- 障害をもった方々の動作を自立へ導くためには，まず介助者自身が日常どのように寝返ったり，起き上がったりしているかを動作分析することが重要である．
- ここでは，健常者の一般的な起居動作の一部を紹介した．これをふまえて，疾患や障害の特徴を考慮しその障害に応じて，**どの要素が不足している**のか，**どの要素が過剰**なのかを分析し，**残存機能**，**潜在能力**，**目的**に合わせて適切に動作介助，誘導し自立へ導いていく．
- ここで紹介した起居動作方法以外にも，多くの**バリエーション**がある．そして，**物的・人的介助方法**もさまざまである．それらについては皆さんでも体験し検討していただきたい．

memo
臨床での動作練習につなげていくために
学生どうしで（可能であれば，さまざまな年齢層で）動作分析をする際に，その人はなぜその動作方法をとるのか考えよう．単なる今までの習慣と片づけるのではなく（もちろん，習慣的な要因はあるが），たとえば腹筋群や頸部筋群の筋力が十分でないためなどの筋力の面から，腰部に疼痛があるためなど疼痛の有無などから考えよう．これが，今後のADL練習，治療方法の検討の一助になるであろう．

学習到達度自己評価問題
1. 健常者の一般的な起居動作パターンについて説明しなさい．
2. 動作を神経生理学的側面，運動学的側面，力学的側面から分析し説明しなさい．
3. 物的介助を用いて動作を行う場合，どのようなものを使用したらよいか，そしてどの位置に置いたらよいか演習し説明しなさい．
4. 障害像（片麻痺，対麻痺，リウマチなど）を想定し，動作を自立，部分介助，全介助に分けて体験し，動作練習の方法や介助のポイントをまとめ説明しなさい．

9 基本動作③ 床上移動・車いす移動

一般目標
1. 床上移動の目的と種類について理解する．
2. 床上移動の援助のポイントについて理解する．
3. 車いす移動（動作）のポイントについて理解する．

行動目標
1. 床上移動の目的について説明できる．
2. 床上移動の種類について説明できる．
3. 床上移動を援助する方法について説明できる．
4. 車いす移動を援助する方法について説明できる．

調べておこう
1. 座位でのいざり移動を行う際の注意する点について調べよう．
2. 車いすの構造を知り，車いすの走行に必要な通路の幅や坂道の勾配などについて調べよう．

A 床上移動の目的

- 窪田によると，床上移動の目的は①トイレ，入浴，外出，買い物，家事，交際などの日常生活を行うため，②脳の働きを高めるため，③体力を維持するためとしている．

B 床上移動の種類

- 床上移動には，肘這い移動 hauling, cooting，膝歩き移動 creeping，背這い移動，腹這い移動 crawling，四つ這い（高這い）移動，座位でのいざり移動 shuffling，膝歩きがある．
- 肘這い移動は，両肘をついて両膝の屈伸を行い移動する．
- 膝歩き移動は，両下肢をそのままにして両肘をついて移動する．
- 背這い移動は，両腕・両足を揃えて同時に屈伸する水泳のバタフライに似た這い方，側臥位のままでの這い方，完全に背臥位で背泳ぎのような動作である．

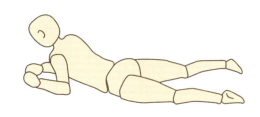

図9-1　腹這い移動

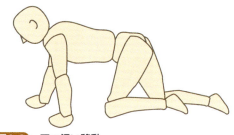

図9-2　四つ這い移動

1 腹這い移動

- 腹を床につけたまま四肢を交互に動かし，手と膝で前進する動作である（図9-1）．
- 腹這い移動は運動発達学的にみると，生後7～8ヵ月から可能となる．最初は後方への移動から始まり，前方移動へと続き，動きに抗して自力で体を動かす．ヒトはこの動作から抗動位での動作を始める．
- 実際の前方への移動は両上肢同時に体に引き寄せる．
- 腹這い移動を介助する場合，介助者は後方から片側の骨盤を持ち上げて，膝を屈曲位にして足首を固定するのが重要である．

2 四つ這い（高這い）移動

- 手から前腕にかけてと膝が左右交互に使う動作（左手と右膝が同時に動き，つぎは右手と左膝が動く）である（図9-2）．
- 四つ這い移動は運動発達学的にみると，生後10ヵ月ころから可能となる．
- 介助者は対象者の足部が床面から離れたり，足関節の背屈が起こらないように注意する．
- この際に左右への重心移動が可能であることが条件となる．
- 片麻痺者では異常パターンの出現により正常動作でみられる相反性の動きが消失する．
- 運動失調症者などバランス障害を有する対象者は，この動作は困難となる．

3 膝歩き移動

- 重心を完全に一側の膝に移動して，他方の膝を前進させる．これを交互に行う動作である（図9-3）．
- 膝歩き移動は，四つ這い移動に比べ重心の位置が高く，左右，前後へ移動する．
- 片麻痺者，パーキンソン（Parkinson）病者，運動失調症者などの歩行前準備運動として骨盤および股関節をコントロールする目的やバランス練習に用いる．
- 膝歩き移動を介助する場合は，介助者が対象者の骨盤を支持して股関節を伸展位に支持する．骨盤の回旋を誘導しながら，膝を前方に移動させる．その際に足関節が背屈しないように注意する．

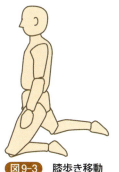 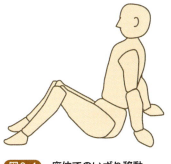 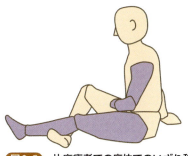

図9-3 膝歩き移動　　図9-4 座位でのいざり移動　　図9-5 片麻痺者での座位でのいざり移動

4 座位でのいざり移動，shuffling

- 座ったままの姿勢で手や殿部を使って膝や殿部をつけたまま床上を移動する動作である．
- いざり移動は運動発達学的にみると，生後9～10ヵ月から可能となる．
- 床上の短い距離を移動したり，歩行が困難な場合に用いる．

a. 動作の流れ

- 殿部を持ち上げることで，床との摩擦を軽減させて，移動させる．
- 正常ないざり移動は3動作である．手で床を押しながら殿部を持ち上げて移動させて上肢，下肢のいずれかの順で移動させる（図9-4）．
- 片麻痺者も3動作で，非麻痺側（健側）の上肢，下肢で殿部を持ち上げて移動する（図9-5）．
- C_6頸髄損傷（四肢麻痺）者では，肘をロックし，両手を体側につき，肩甲帯下制と体幹前傾を利用して，殿部を持ち上げて（プッシュアップ），前方へ移動する．C_7以下では肘屈曲位で肩甲帯を下制すること（プッシング）で，殿部を持ち上げることなく，前方へ移動させることもある．

b. 援助のポイント（片麻痺者を例として説明する）

①摩擦抵抗を減らす
- 床面の材質や硬さをなるべくやわらかいものにするとともに，すべりやすいシーツを敷いたり片麻痺者自身が靴下を履いたりして摩擦抵抗を軽減させる．

②手と足の位置と力を入れる方向を指示する
- 手や足の位置は移動する際の方向を調整する．
- この位置を調整することによって殿部をスムーズに動かすことができる．
- しかし，四肢の筋力が低下している場合は，うまく殿部が持ち上がらない．

③麻痺側が移動を妨げないようにする
- **連合反応*や共同運動*による痙性***の影響により膝が屈曲したり，踵（かかと）を圧迫したり，引っかかったりしないよう下肢に配慮する．
- 圧迫が強いようであれば麻痺側の下肢を介助する．

④殿部の移動を介助する
- 座位での移動は身体で最も重い殿部を移動させるときが困難になる．
- 頭部への移動は介助者が後方より支えて対象者の動くタイミングに合わせる．

*連合反応　一部の運動を行うときに離れた部位に筋緊張や運動が起こる現象である．連合反応は左右の連絡をしている．たとえば右上肢を例に取ると，①口の開閉，②左上肢の運動，③右下肢の運動，④左下肢の運動は，①から④の順で機能的距離に準じて起こりやすい．ウォルシュ（Walsh）による連合反応を引き起こす随意的収縮は，①非麻痺側の強力な持続的収縮，②顎を強く食いしばる，③項筋を強く働かす．欠伸，咳，背伸びなどの不随意収縮，④麻痺側上肢に出現する反応で誘発される．

*共同運動　各筋を個別に独立して動かすことができず，屈筋パターンまたは伸筋パターンのいずれかに沿って行われる半ば非随意的な運動のこと．連合反応が左右の連絡をするのなら，共同運動は異なった髄節間で脊髄ニューロンを連絡する．

*痙性　相動的な伸張反射の亢進であるが，筋の持続的伸張を加えた場合，最初は伸張反射が起こり抵抗感は強いが，やがて弱化し，折りたたみナイフ現象clasp-knife phenomenonが生じる．深部腱反射は亢進しており，またクローヌスがみられることもある．

■ 麻痺側の下肢を引っ張り援助する.

C 車いす移動

■ 車いすは大車輪のタイヤに隣接して取り付けられたハンドリムをつかんで前方に押して回せば前進, 後方に引いて回すと後退, 左右の回転数や回転方向を変えれば進行方向が転換できる.
■ 自走（自力で操作して移動すること, 駆動のこと）時の動作筋は三角筋（前・中部線維）, 大胸筋, 上腕二頭筋, 上腕三頭筋, 腹筋群, 脊柱起立筋群などである.
■ ハンドリムを強く握るために必要な筋は手指屈筋群, 手指伸筋群, 手関節屈筋群, 手関節伸筋群などである.
■ 片麻痺者の車いす駆動は, 高次脳機能障害などがない限り, できるだけ非麻痺側上肢で推進し, 下肢で方向をコントロールして自立させることが望ましい.
■ 頸髄損傷（四肢麻痺）者の車いす駆動は, ハンドリムを握ることができない場合, 手掌でハンドリムを圧して大車輪を回転させる. ハンドリムには生ゴム, 自転車のチューブなどを巻きつけてすべらないようにする. 手には台所仕事用のゴム手袋の指先を切り落とし, 手背部を縦に割り入れてマジックテープをつけて装着しやすくしたものを用いる. 屋内での平地ならC_5あるいはC_6頸髄損傷でも十分な実用性がある.
■ 運動失調症者の車いす駆動は, 車いすの安定性を高めるため重いスチールやステンレス材質を用いたり, 軽いアルミ材質を用いた車いすでは, 重り負荷を用いる.
■ 関節リウマチ者の車いす駆動は, 両下肢で行うため, 座面を適切な高さにする必要がある.

1 操作の流れ

■ 車いすを自分で操作する場合, マット上で車いすを使用するための基礎的な練習を行う. 基礎的な練習は, 寝返り練習, 側方移動練習, 起座位練習, 体幹, 下肢の柔軟性練習, 上肢や体幹の筋力強化が重要である.
■ 平地以外の坂道, 不整地などを移動する際は, キャスター上げを行う.
■ 転倒時に起き上がる時は, 肩の真下の位置に手をつき, 指先で体を押し上げると同時に, もう一方の手で着地している手の側のハンドリムを後ろに回すなどの方法を身につけるとよい.

2 援助のポイント

a. キャスター上げ

■ キャスター上げとは, 車いす介助の方法の1つで, 以下のようにして行う.
　①介助者がグリップをしっかり握り, ティッピングレバーに片足を引っかける.
　②ティッピングレバーを前下方に踏み, 介助者は体重を後方に移動しながらグリップを引き, 車いすを傾ける.

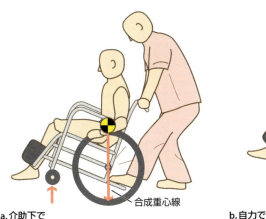
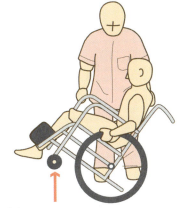

a. 介助下で　　　　　　　　　　b. 自力で

図9-6　キャスター上げ

③対象者が体幹を前傾させることで，介助者と車いすの合成重心線が車軸近くを通ると支える力が少なくてすむ（図9-6a）．

memo

キャスター上げの原理
ハンドリムを握って勢いをつけて前方に押すと，車いすの底部（キャスターと大車輪の部分のこと）は急激に前進するが，上部（シートとバックサポートの部分のこと）は**慣性の法則**＊でその位置に取り残されるので車いすが後方に傾き，キャスターは空中に浮き，大車輪だけで接地するようになる．

▷**キャスター上げ練習**
- 練習は介助者がついたほうが安全である．対象者はハンドリムを握り，前傾動作にタイミングを合わせて自身で車いすの上部を後方に傾ける．C_6〜C_7頸髄損傷ではキャスター上げは瞬間的にのみ可能である．C_8以下ではキャスターを持ち上げたままでも走行可能である（図9-6b）．

b. 走　行

①平地走行
- 平地での駆動には，手による場合と脚による場合がある．前者には，前方駆動，後方駆動，方向転換，旋回がある．
- 脚による駆動の場合，爪先と踵を使ったケースが考えられるが，踵で蹴ったほうが力は強い（図9-7a）が，爪先で蹴った場合のほうが床面との接触面が広く有効である（図9-7b）．仮に，爪先が床面につかない場合は，駆動側の股関節を少し伸展位にすることで駆動が可能となる．
- 手による前方駆動では，手がハンドリムの後上方から前上方（肩関節伸展，肘関節屈曲位から肩関節屈曲，肘関節伸展位）へ移動する．このときの肘の角度は屈曲120°が望ましいとの報告もある．手が頂上付近にあるとき体幹は前傾し，駆動力が集中する．つぎに車いすは惰性で走行し上肢はリラックスする．
- 手による後方駆動では，前進駆動と反対方向の筋活動と上肢の動作である．
- 方向転換では，一方のハンドリムを駆動して他方を固定する（図9-8a）．

＊**慣性の法則**　ニュートン（Newton）による運動の第一法則のことで，ある物体に力が作用している時，その物体は静止し続けるか，あるいは等速度運動を続け，その運動状態を変えないことをいう．キャスター上げの際には，ハンドリムを急激な力で押した位置（場所）に留まり続けようとする．たとえば，車いすが停止している時，車いすは停止し続ける．つぎに，車いすを駆動する時，途中でやめても徐々に減速するが，ある程度まで前進し続ける．

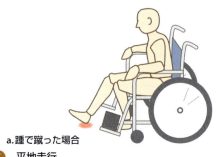
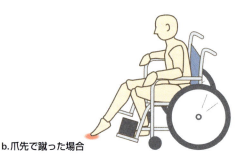

a. 踵で蹴った場合　　b. 爪先で蹴った場合

図9-7 平地走行

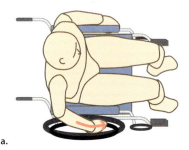
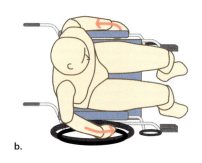

a.　　b.

図9-8 車いすでの方向転換（a）と旋回（b）

- 旋回（その場周り，ピボットターン）では左右のハンドリムをおのおの逆に操作すれば，その場で180°旋回（ハーフターン），あるいは360°旋回（フルターン）できる（**図9-8b**）．

②悪路での走行
- 舗装されていない道路では小石や障害物がある．そのような場合はキャスター上げを行って通過する（**図9-6参照**）．

③坂道走行
- 上り坂では，介助者はしっかり足を前後に開き体幹を前に倒して押す（**図9-9a**）．
- 緩やかな下り坂では，介助者は少し体幹を少し後方へ移動させて，加速するのを防ぎながら慎重に進む（**図9-9b**）．
- 傾斜が急な下り坂の場合は，前向きだと加速しやすく，対象者が前方へ転倒する危険性がある．その場合は，車いすを後進させて慎重に進む（**図9-9c**）．

c. 昇　降

①段差の昇降
- 前進で車いすを段差の手前まで寄せるグリップを手前に引き，足でティッピングレバーを上から押すことで，キャスターを上げて段に乗せる（**図9-10a**）．
- つぎに，介助者は車いすのバックサポートに自分の大腿部を当てる（**図9-10b**）．
- 介助者はグリップをもち，大車輪が段の角を転がるようにコントロールをしながら大腿部でバックサポートを押す（**図9-10c**）．
- 後進で車いすを段差の手前まで寄せる．グリップをもち，介助者は車いすを支えるために両足を広げる．

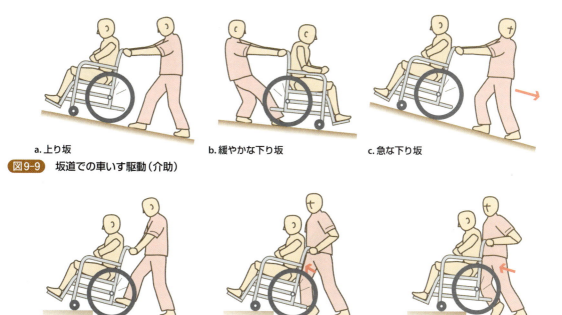

図9-9　坂道での車いす駆動（介助）
a. 上り坂　　b. 緩やかな下り坂　　c. 急な下り坂

図9-10　車いすでの段差越え
a.　　b.　　c.

- つぎに，介助者はグリップをもち，大車輪が段差の角を転がるようコントロールしながら大車輪を下段に着地させる．
- キャスターを段差の角まで後進させたら，足でティッピングレバーを押して，ゆっくり下段にキャスターを着地させる．
- 段差を乗り越える高さには限界がある．手動車いすで段差の高さが2 cm，屋内用電動車いすで高さが2.5 cm，屋内屋外兼用電動車いすで高さが4 cmである．

②短い階段の昇降

- 玄関先での階段状の場所では，前向きで上がるとすぐにキャスターに当たるため後ろ向きで上がる（図9-11）．ただし，介助者が非力だと困難な場合がある．
- 昇りはキャスターを上げて後進して，大車輪を段の角に当てる（図9-11a）．
- 介助者は段に上がり足を開き，体を安定させる．
- 介助者は自分の後ろ足に重心を移動させて車いすを後方に倒しながらグリップを引き段差を乗り越える（図9-11b）．
- キャスターを上げて前進して，大車輪を段の角に当てる．
- 介助者は上の段でしっかり足を広げて，ゆっくり大車輪を下段に着地させる．
- 段を降りる際に広げた後ろ足に重心移動すると加速がつかず，安全に降りることができる．
- 段差が短い階段の昇降では，大車輪を一段昇降するのに合わせて介助者も一段ずつ昇降する．

d. 溝をまたぐ

- 溝を乗り越える幅には限界がある．JIS規格によると，キャスターを上げた場合で溝の幅が5 cmの場合である．キャスターを接地した場合で溝の幅が2 cm，

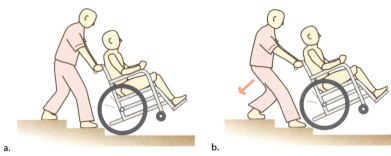

a.　　　　　　　　　　b.

図9-11　短い階段での昇降

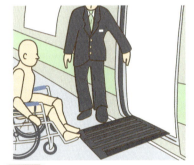

図9-12　車いす乗降時用簡易スロープ

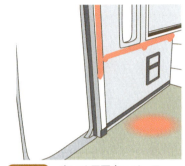

図9-13　車いす用固定スペース

屋内用電動車いすで幅が2.5 cm，屋内屋外兼用電動車いすで幅が4 cmである．しかし，キャスター上げによりさらに幅の広い溝をまたぐことも可能である．

e. 公共交通機関・自動車の利用のしかた

- エレベーターは，一般的には後ろ向きに乗り，前向きに降りる．
- バスや電車の乗り降りは，乗降時用簡易スロープを使い（図9-12），車いす用固定スペースにブレーキをかけて乗車する（図9-13）．電車の乗り降りで簡易スロープを利用する際には，駅の改札で申し出る必要が生じることもある．
- ハンドル形電動車いすの公共交通機関の利用については，国（国土交通省）で構造要件の大幅縮小が図られた．各鉄道会社がハンドル形電動車いすの利用可能な車両や駅の情報をホームページ上で提供している．
- 自動車に乗る際は安全性の問題から，身体を必ず固定する．その際に，一般には腹部での固定が多いが，左右の上前腸骨棘，胸郭部での3点固定を基本とした自動車のシートベルトを使用する．

> **memo**
> 移動動作を考えるためには，ADLとの関連づけを常に考えながら，援助を進めていくことが大切である．

学習到達度自己評価問題

1. 床上移動のなかで，動作を1つ選び，援助する方法を説明しなさい．
2. 車いす移動はキャスター上げ，走行（平地走行，悪路での走行，坂道走行），昇降（段差の昇降，短い階段の昇降），溝をまたぐ，公共交通機関・自動車の利用のしかたがある．車いす移動のなかで動作を1つ選び，援助する方法を考えなさい．

10 基本動作④歩行

一般目標
1. 障害者の「できる」歩行の意味を理解し，ADL指導のあり方をとらえる．
2. T字杖歩行のパターンおよび応用歩行動作を理解する．
3. 松葉杖歩行のパターンおよび応用歩行動作と適応を理解する．

行動目標
1. T字杖歩行を体現できる．
2. 松葉杖歩行を体現できる．

調べておこう
1. 基礎知識として正常歩行について調べよう．
2. 松葉杖を操作するために必要な上肢の筋を調べよう．

A　ADLと歩行

- ADL分野における「歩行」とは，移動という行為をするための1つの手段である．

  ADL：activities of daily living

- ADLで扱う歩行は，いわゆる「正常歩行」ではない．その背景に必ず歩行に必要な機能の低下，消失もしくは不随意運動のような阻害因子が存在している．
- 最も一般的な例として脳卒中後遺症による「分回し歩行」があげられる．主たる原因は痙性片麻痺であるが，自然回復に加え，治療によりある程度の回復はするが完全回復することはまれである．その場合，「分回し歩行」はその人にとっての「標準」であり，ADL指導はそれを前提として展開される．
- ADLで扱う歩行の「自立」は，地域社会に復帰して営まれる「生活としての歩行」の自立とは同義ではない．ADLにおいては，ほんの数メートルを一般的に容認される時間内に安全に遂行できれば自立とされる．しかし，実際の地域社会における「本当の自立」とは数十メートル，数百メートルを一定の時間内に，安全かつ余力を残して遂行できなければならない．
- 家屋内において支障なく生活を送るための1日の歩数としては，6,000歩以上といわれている．

B 歩行指導

- 運動耐性能が低下している場合が多いので，指導の前後には必ず血圧，脈拍などをチェックしなければならない．
- 残存能力だけでの歩行が不可能な場合は，障害に合わせて下肢装具などの補装具の利用を検討する必要がある．
- 独立した立ち上がり動作が不可能でも，歩行が可能となる場合がある．
- 転倒回避のため，初期は腰ベルトなどを使用することをすすめる．
- 同様に使用するルートに，障害物がないこと，水などがこぼれていないこと，十分な幅があることなどを確認する．
- 可能な限り実際の場面を想定し指導する．
- 基本的な指導例として平行棒内歩行，T字杖歩行，松葉杖歩行を紹介するが，対象者を無理に当てはめてはいけない．最終的には歩行の自立をはかるものなので，安全性を第一に考えて実用的な方法を模索する．

1 平行棒内歩行

- 平行棒の高さは，大転子を目安に直立姿勢で肘関節が30°程度屈曲する位置に調節する．
- 立位保持，前後左右への体重移動，上肢の送り方，患脚のステップ，患脚のスタンス，歩行の順に指導する．
- 歩行に慣れてきたら，平行棒内で杖を利用したり，上肢の支持をしない状態で歩行をさせる．
- 台の昇降，溝またぎなども可能な限り設定して指導する．

2 T字杖歩行

- 歩行時の動的バランスが不安定な患者が対象となる．
- 杖に免荷の効果はほとんどないので，免荷が必要な患者は対象外となる．
- 通常はT字杖を用いるが，手関節部が不安定なために杖の固定が十分できない場合はロフストランド杖などを用いることを考える．
- 脳卒中後片麻痺者のように麻痺側（患側），非麻痺側（健側）が明らかな場合は非麻痺側に杖をもつ．
- 介助する場合は，腰ベルトなどを使用し，原則として患側より支持をする．
- 歩行の準備として，杖を用いた立位で前後・左右への重心移動する．また，杖に頼りすぎないように持ち上げたりして，上肢の過剰な緊張を取り除くようにする（図10-1）．
- ①立位保持，②左右への体重移動，③杖の出し方，④患脚のステップ，⑤患脚のスタンス，⑥歩行の順に指導する．
- 歩行パターンには，常時2点支持歩行（図10-2）と2点1点交互支持歩行（図10-3）がある．

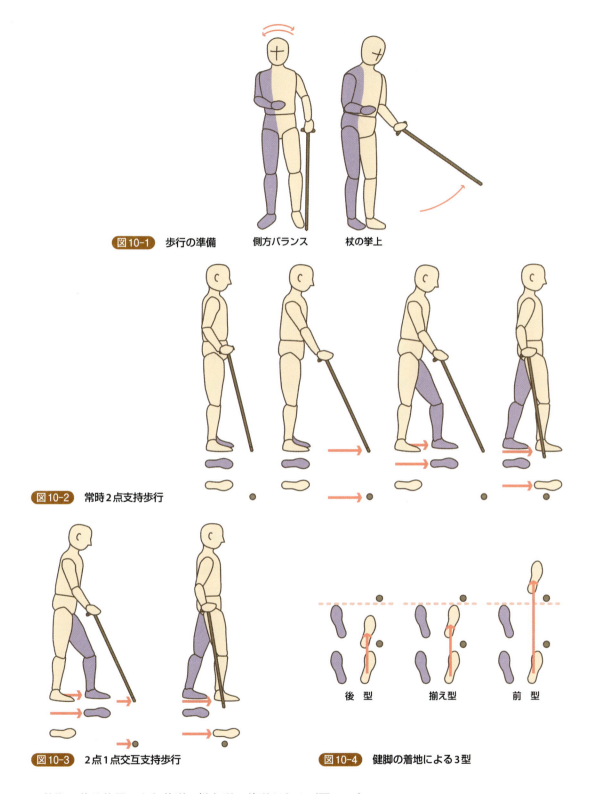

図10-1 歩行の準備　側方バランス　杖の挙上

図10-2 常時2点支持歩行

図10-3 2点1点交互支持歩行

図10-4 健脚の着地による3型　後型　揃え型　前型

- 健脚の着地位置により後型，揃え型，前型がある（図10-4）．
- 杖の着床位置は前外方15～20 cmを基本とするが，それにとらわれず安全性を第一に考える．ただし，側方に広がりすぎると狭い場所の通過に支障をきたす

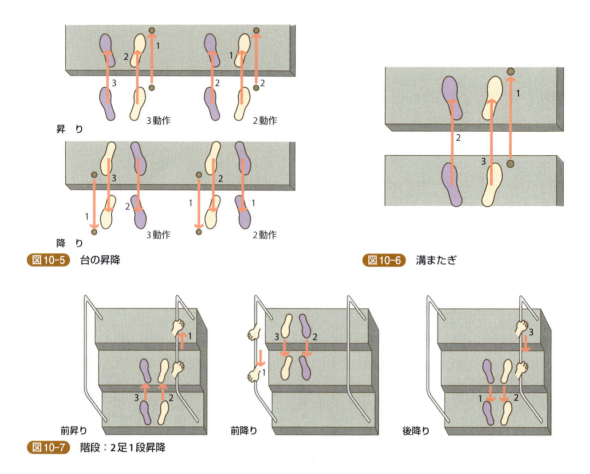

図10-5 台の昇降

図10-6 溝またぎ

図10-7 階段：2足1段昇降

ことを忘れてはいけない．
- 応用歩行動作として，坂道の昇降，台の昇降，溝またぎ，階段昇降などを指導する．
- 坂道の昇りは，健脚→杖→患脚，降りは，患脚→杖→健脚の順を原則とする．また，患脚と健脚の位置により膝折れを起こすことになるので，揃え型にする．
- 台の昇りは，杖→健脚→患脚，降りは，杖→患脚→健脚の順を原則とする（図10-5）．
- 溝またぎは，杖→患脚→健脚の順を原則とする．溝の幅は10 cmくらいから始め，徐々に広くしていき，30 cmくらいの幅がまたげるようになると実用的となる（図10-6）．
- 階段昇降は，まず手すりを利用して行う．手すりでの階段昇降が安定したら，杖での階段昇降を試みる．
- 階段昇降の方法として，2足1段昇降（図10-7）と1足1段昇降がある．1足1段昇降では，昇りは手すり（杖）→健脚→患脚，降りは手すり（杖）→患脚→健脚の順とする．
- 階段の段差は，12〜15 cmくらいが可能になると公共の建物で実用的となる．個人の家屋では，少なくとも20 cm以上が可能にならないと実用的ではない．

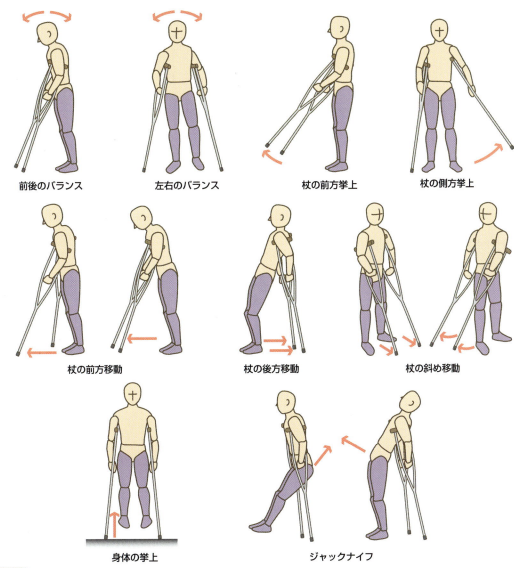

図10-8 歩行の準備

③ 松葉杖歩行

- 対象は，下肢の免荷が必要な患者や松葉杖を利用しないと立位保持も困難な患者である．
- 介助する場合は，患者に腰ベルトなどを装着する．介助は，松葉杖1本使用の場合は原則として患脚，2本使用の場合は転倒しやすい側より支持をする．
- ①立位保持，②前後左右への体重移動，③杖の出し方，④松葉杖を利用した身体の操作，⑤患脚のステップ，⑥患脚のスタンス，⑦歩行の順に指導する（図10-8）．
- 使用パターンには，片松葉杖歩行（1本使用）と両松葉杖歩行（2本使用）がある．

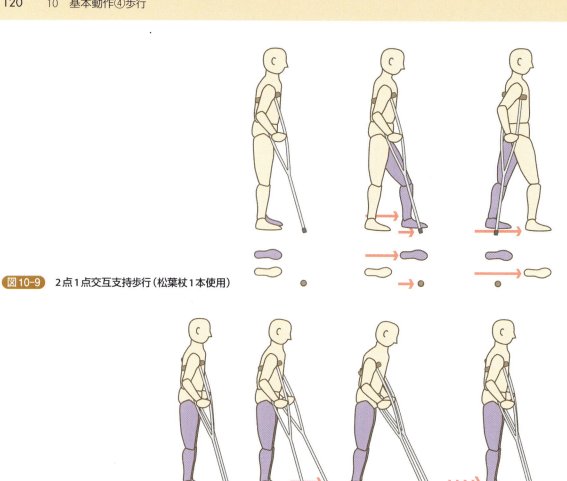

図10-9　2点1点交互支持歩行（松葉杖1本使用）

図10-10　交互引きずり歩行

a. 片松葉杖歩行
- 松葉杖は健脚側上肢で操作し，重心は常時健脚にある．
  ①2点1点交互支持歩行（図10-9）：患脚と松葉杖→健脚の順とする．
  ②常時2点支持歩行：松葉杖→患脚→健脚の順とする．
- 対象は，患脚での支持にわずかに部分免荷が必要な患者である．
- 指導は②から始め①の習得を目指すが，立位バランスが不安定な場合は②にとどめる．

b. 両松葉杖歩行
- 障害の種類，程度に応じて種々の歩行パターンがある．
  ①交互引きずり歩行（図10-10）：一側松葉杖→他側松葉杖→（床面を引きずりながら）両脚の順とする．
  ②同時引きずり歩行（図10-11）：両側松葉杖→（床面を引きずりながら）両脚の順とする．

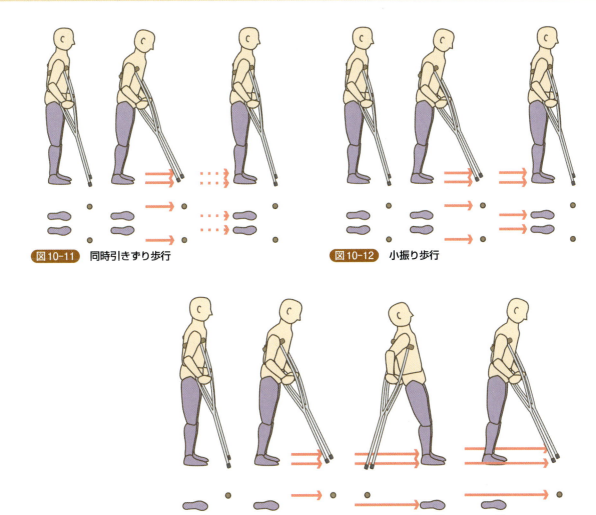

図10-11　同時引きずり歩行

図10-12　小振り歩行

図10-13　大振り歩行

③小振り歩行（**図10-12**）：両側松葉杖→（プッシュアップで床面から両脚を浮かせて）→両脚（松葉杖の手前まで）の順とする．

④大振り歩行（**図10-13**）：両側松葉杖→（プッシュアップで床面から両脚を浮かせて）→両脚（松葉杖を越えて）の順とする．

- ①～④の対象は，両下肢の麻痺により随意性，支持性が失われた患者である．多くは脊髄損傷（主として腰髄損傷）や二分脊椎などの弛緩性麻痺で，歩行時には長下肢装具（必要であれば骨盤帯や体幹装具つき）を装着している．
- 活動性（とくにスピード）は①＜②＜③＜④であるが，逆に安定性は悪くなる．

⑤4点歩行（**図10-14**）：一側松葉杖→反対側脚→他側松葉杖→反対側脚の順とする．

⑥2点歩行（**図10-15**）：一側松葉杖と反対側脚→他側松葉杖と反対側脚の順と

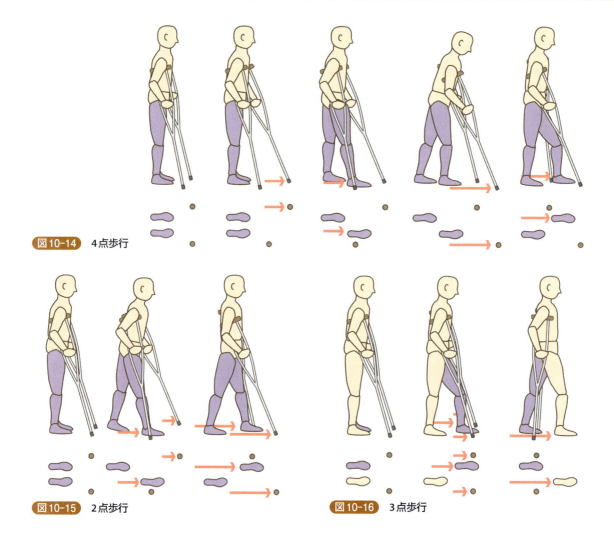

図10-14　4点歩行

図10-15　2点歩行

図10-16　3点歩行

する．
- ⑤，⑥の対象は，両下肢の麻痺により随意性，支持性が失われた患者である．多くは脊髄損傷（主として腰髄損傷）や二分脊椎などの弛緩性麻痺と脳性麻痺などの痙性麻痺である．
- 活動性は⑥のほうが大きいが，安定性は⑤のほうがよい．

⑦3点歩行（図10-16）：両側松葉杖と患脚→健脚の順とする．
- ⑦の対象は，患脚での支持に部分免荷または完全免荷が必要な患者である．
- 完全免荷の場合は，患脚を浮かせたままにする．

c. 注意点

- 杖の着床位置は，前外方15～20 cmを基本とするが，それにとらわれず安全性を第一に考える．ただし，側方に広がりすぎると狭い場所の通過に支障をきたすことを忘れてはならない．
- 応用歩行動作として，坂道の昇降，台の昇降，溝またぎ，階段昇降などを指導する．

B 歩行指導 123

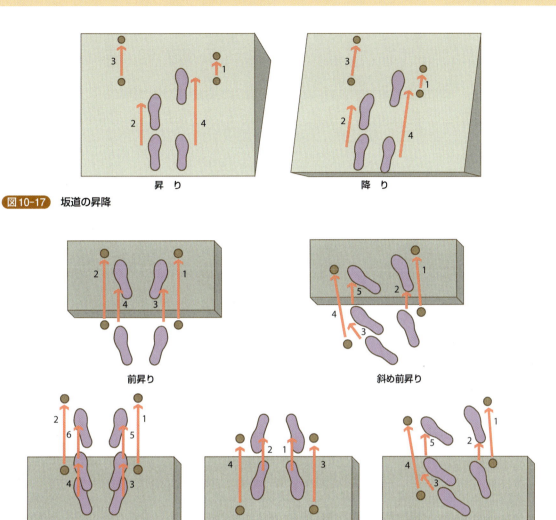

図10-17 坂道の昇降

図10-18 台の昇降

- 坂道の昇りは，松葉杖を広げて4点歩行をする．降りは，松葉杖を狭くし4点歩行をする．どちらも松葉杖より下肢が前に出ないようにする（図10-17）．
- 台の昇りは，前昇りと斜め前昇りがある．前昇りは，大振り歩行が可能な者に行う．斜め前昇りは，小振り歩行や引きずり歩行の者に行う．降りは，前降り，斜め前降り，後降りがある．前降りは，大振り歩行や小振り歩行が可能な者に行う．後降りは，前降りが安全にできない者に，斜め前降りは，引きずり歩行の者に行う（図10-18）．
- 溝またぎは，大振りまたは小振り歩行を利用して行う．溝の幅は，10cmくらいから始め，徐々に広くしていき，30cm位の幅がまたげるようになると実用的となる（図10-19）．
- 階段昇降は，手すりを利用して行う．一方の手に松葉杖を揃えてもち，他方の手で手すりを使うようにする（図10-20）．

memo
杖歩行では，動いている杖または脚よりも，動かずに体重を支持している杖や脚の安定性をどのように確保すればいいかに着目すると効率のよい誘導や指導ができる．

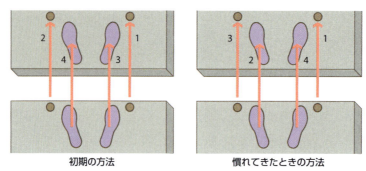

図10-19　溝またぎ

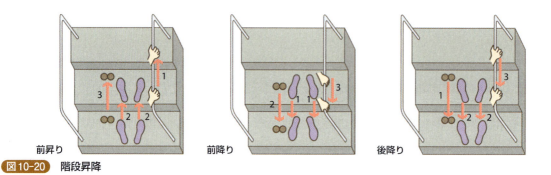

図10-20　階段昇降

- 松葉杖を1本使用する場合は，杖歩行と同様の方法で，台の昇降，溝またぎ，階段昇降などを指導する．

学習到達度自己評価問題

1. 平行棒内歩行について説明しなさい．
2. T字杖歩行のパターンを説明しなさい．
3. 松葉杖歩行のパターンとそれぞれの適応をあげなさい．

11 身の回り動作

一般目標
1. 身の回り動作の概念を理解する．
2. 身の回り動作を構成する動作を理解する．

行動目標
1. ADLにおける身の回り動作の位置づけを説明できる．
2. 各動作の意義と必要な要素を説明できる．

調べておこう
1. 自分にとって各動作はどのような意義があるのか考えてみよう．
2. 自分に障害が生じたとき，必要な要素のどれが障害され，自分の生活や人生にどのような変化が生じるのか，具体的な疾患を想定して考えてみよう．

A 身の回り動作とは

- 身の回り動作（セルフケア self care）とは「**ひとりの人間が独立して生活するために行う基本的な，しかも各人ともに共通に毎日繰り返される一連の身体動作群**」（日本リハビリテーション医学会，1976年）を指すことが一般的である．
- 日常生活活動（ADL）を，**基本的（標準的）ADL**と**手段的（道具的）ADL**に分ける分類では，前者に含まれる．
- 具体的には，食事動作，トイレ動作，入浴動作，整容動作，更衣動作を指す．さらに排泄のコントロールを加える場合もある．
- 必ずしもすべての人が行うとは限らない手段的日常生活活動（IADL）とは異なり，基本的には誰もが毎日行う動作であり，動作によっては1日に何回も繰り返す．
- それゆえ身の回り動作の障害は，当事者にとっても，かかわる人にとっても大きな問題となる．
- 理学療法では，障害というと身体障害と発達障害のみを対象として考えがちである．確かに，身の回り動作などADLの遂行には身体的機能の影響が最も大きい．しかしそのほかにも，各動作に対する意欲，動作の意味や必要性の理解など，心理的側面も影響する．認知症など，理解力や重度の記憶力低下が認められる場合も身の回り動作の遂行に支障をきたす．したがって，知的障害さらには精神障害などの身の回り動作も当然のことながら対象となり得る．

ADL : activities of daily living

IADL : instrumental activities of daily living

memo

精神障害や知的障害におけるADL障害とは？

運動機能障害をもたらす合併症があれば，当然ADL障害が起こることも考えられる．しかし，そのような合併症がないのにADL障害が起こるのはなぜだろうか．一般的には，生活全体の不活発化に伴う廃用症候群が考えられるが（動作の障害），それ以外に精神障害や知的障害に特有の原因があげられる．

精神障害では，とくに長期入院を経て一人で生活を始めたとき，社会生活経験の不足や基本的生活習慣が身についていないと，更衣や整容に問題が生じることがある（未学習のため季節や場に応じた服装の選択ができないなど）．知的障害においては，用具の操作方法や意欲が不十分な場合，いわゆる「できる動作」と「している動作」に解離が生じる（行為の障害）．精神障害や知的障害（認知障害を含む）の対象者にADL指導を行う場合，障害に対する知識と理解および他職種との緊密な連携がとくに大切になる．

B 食事動作

1 意 義

■食物摂取は生命維持に不可欠であり，また多くの人にとって1日の生活のなかで楽しみの時間でもある．食べたいものを，食べたいときに，食べたい場所で食べたい人と一緒にとることで食欲が増し，より満足感を得ることができる．

■人にとっての食事は単に栄養補給にとどまらず，友人との会食など生活のなかの楽しみの1つでもある．

■食事は，**五感**（見た目，箸などでつかんだときの感触，におい，噛んだときの音，味）を働かせることで，さらに楽しみが増す（図11-1）．

■とくに障害によって活動制限，参加制約を余儀なくされている人にとっては，食事の時間は大きな楽しみのはずである．

■しかし食事動作が不十分であったり介助を必要とする場合，単に栄養補給に終わり，楽しみどころか苦痛の時間になることさえある．

■食事を介助する場合，対象者ができるだけ五感を働かせる機会を与え，摂取する順序やお茶を飲むタイミングにも配慮すべきである．

■摂取量のみに目を向けず，対象者が食事を楽しんでいるか否かにも気を配らなければならない．

■また外食の場合，文化的に許容されている方法で食べることが必要な場合がある．

■食事動作は，身の回り動作のなかで最後まで障害を受けにくい動作，すなわち最後まで保たれる動作である．

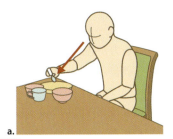 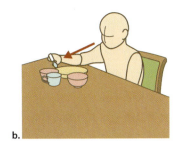

図 11-1 テーブルの高さ
a．テーブルが適切な高さであれば，食べ物全体をみわたせ，五感を働かせやすい．
b．テーブルが高すぎると，食器の手前がみえず，何をすくっているのかわからない．

2 必要な要素

- 食事動作は，①姿勢保持，②食器および食事道具の操作，③食物の運搬，④取り込み，⑤咀嚼*，⑥嚥下*の6段階に分けられる．
- 食事の意思（意欲）があることを前提とする．

a．姿勢保持
- 一般的には座位で食事をする場合が多い．
- 座位はベッド上，床上，長座位，いす座位，端座位，背もたれの有無など，障害の程度によりさまざまである．
- いずれの座位をとるにせよ，頭部，頸部，体幹の位置関係や角度が嚥下に大きく影響する．
- また食事中，座位保持を持続できる耐久性も必要である．

b．食器および食事道具の操作
- 一般的には利き手で食事道具（箸，フォーク，スプーン）を把持し，非利き手で食器を把持・固定する．
- 把持した食事道具の操作には，分ける（切る），集める，まぜる，はさむ，すくう，刺すなどがある．
- 食事道具を操作している間，食器が適切に把持・固定されていなければならない．

c．食物の運搬
- 食物や食器（飲み物，汁物など）を口に運ぶ動作である．
- 口に取り込まれるまでこぼさないように，食事道具や食器の把持・操作が必要である．
- 片手しか使用できない場合や，上肢の協調性・巧緻性（器用さ）に問題がある場合，口を箸や食器に近づけて食べる場合がある．

d．取り込み
- 口を開け，口まで運ばれた食物を口の中に取り込み，口を閉じる動作である．
- 取り込みに必要なだけ十分に口を開き，取り込み残しがないように口を閉じる．
- 食事道具を引くとき，口を閉じる強さとタイミングも大切である．タイミング

*咀嚼　嚥下の準備過程．食物が口腔内に入った後，食物の特徴を認知し，歯で噛み砕き，舌や頬の内側を動かして唾液と混ぜ合わせ，嚥下可能な塊の状態にすること．

*嚥下　口腔内の飲食物を咽頭，食道を通して胃に送る過程．嚥下は，狭義には口腔期（または相），咽頭期，食道期の3期に，広義には先行期（飲食物の取り込み），口腔準備期（咀嚼，食塊形成）を含めた5期に分類される．

がずれたり強さが足りないと，こぼしたり取り残しがでる．

e. 咀 嚼

■ 咀嚼能力と，咀嚼しているあいだ口を閉じ続ける能力が必要である．

■ 咀嚼には食物の固さや量，歯の有無，咬合状態，義歯の適合，咀嚼筋の機能などが影響する．

■ 食物は咀嚼により噛み砕かれ，唾液と混ざり合わされ，食塊が形成される．

■ 十分に咀嚼されることで，食物の消化吸収がよくなる．

■ 咀嚼には，奥歯に食物をのせるための舌の横への動き，歯の外側（口腔前庭）に食物がこぼれないように舌の中央に集める頬の役割も大切である．

f. 嚥 下

*誤嚥性肺炎 誤飲性肺炎，嚥下性肺炎，吸引性肺炎ともいう．胃，口腔の分泌物や食物などの外来性異物を誤飲することにより起こる肺炎．

■ 嚥下障害は**誤嚥性肺炎***を誘発しやすい．

■ 原因としては嚥下反射の欠如・遅延，嚥下力（圧）の低下，嚥下筋の筋力低下などが考えられる．

■ 対策としては軟口蓋へのアイスマッサージや頸部を前屈位にする，食物の形態や性状の工夫（ゼリー状，とろみをつける），口の運動（嚥下筋の筋力増強）などがあげられる．

C トイレ動作

① 意 義

■ 排泄は老廃物を体外に排出して生命を保持する役割があり，ADLのなかでも大変重要な行為である．

■ トイレ動作は1日に数回は必要で，便器への移乗動作も通常含まれるため，当事者にとっても介助者にとっても負担の大きい動作である．

■ また人にみられたくない動作であり，介助が必要となった場合自尊心が傷つき，自信喪失につながる可能性がある．また**排泄コントロールの障害**（尿意，便意がない，あるいは尿漏れなどコントロールや管理が困難）は，当事者，介助者双方にとって心理的にも介護のうえでも影響が大きい．

② 必要な要素

■ トイレまでの移動は除く．また排尿，排便ともに座位姿勢を想定する．

■ 排泄のコントロール（排尿・排便自制）が不可欠である．

■ トイレ動作には，①便器に対して適切な位置取り，②衣服を下げる，③便器に座る，④排泄，⑤後始末，⑥衣服を上げる，⑦便器から離れる（歩行，車いすへの移乗）が含まれる（人により順序の入れ替わりあり）．

a. 便器に対して適切な位置取り

■ 歩行あるいは車いすで接近し，便座にうまく座れる場所に位置をとる．

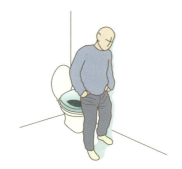

図11-2　衣服の上げ下げ
立位バランスが不良の場合，壁にもたれて衣服を下げる．

b. 衣服を下げる（図11-2）
- 立位，便座上，車いす上で衣服を下げる．
- 車いす上で下げた場合，その後の便座への移乗の際，転倒に注意する．
- 立位バランスの良否により，立位で手すりや壁にもたれて行ったり，座位の状態で行う．
- 衣服を汚さないところまで十分に下げることが肝要である．

c. 便器に座る
- 排泄時便器が汚れないように便座の中央に座る．
- とくに車いすから乗り移る場合は，殿部を十分に回転させ便座から落ちないように注意する．
- 便器の高さは，立ち上がり，移乗，排泄のしやすさ（力みやすい高さ）を考慮して決定する．

d. 排　泄
- 排泄中の座位保持を可能にする，座位バランスと座位の耐久性が必要である．

e. 後始末
- 会陰部の清拭と排泄物の処理に分けられる．
- 会陰部の清拭はトイレットペーパーをとり，拭く動作からなる．
- 拭くとき，中腰姿勢が要求される．
- 上肢の支持なしで中腰が取れない場合，便座や手すりにもたれて行う．
- 排泄物の処理（水を流す）は，レバーやボタンの位置により身体の向きを変える必要がある．
- シャワー（会陰部用），乾燥機能，自動洗浄機能がついた便器を利用すれば後始末の過程がほぼ省ける．
- 場合によっては座薬や浣腸，生理用品の使用と後始末が必要となる．

f. 衣服を上げる
- 衣服を下げる場合と同様に，バランス能力によって座って行ったり，もたれたりして行う．
- 下げる動作よりも巧緻性が要求される．
- とくに上肢機能に問題がある場合，上衣をズボンやスカートにきちんと入れるのが困難である（片麻痺者の麻痺側腰の部分など）．

g. 便器から離れる

■ 歩いて離れる，または車いすへ移乗する．

■ 車いすへの移乗では，便器への移乗の際と位置関係が変わるので，転倒に注意が必要である．

D　入浴動作

1 意　義

■ 入浴は身体の清潔を保つことが第一義である．とくに高温多湿のわが国の生活では毎日の入浴は欠かせないものである．

■ また入浴はその日の疲れをとり，**心身をリラックス**させ，ゆったりとくつろいだ楽しい時間を提供する．

■ さらに血行促進，疼痛の緩和など水治療法の効果も期待できる．

■ しかし，入浴動作は複雑な動作が組み合わされたものであるため，身の回り動作のなかで最も初期に障害を受けやすい動作でもある．

■ また入浴時は裸体となるため，他人からの介助が必要となった場合，トイレ動作と同じく自尊心が傷つけられる場合がある．対象者の尊厳が守られるように配慮し，入浴が楽しみな時間となるようにしなければならない．

2 必要な要素

■ 浴室までの移動と更衣は除く（ただし入浴後の着衣は，身体が湿っているため衣服がすべらずまとわりついて着づらい．そのため，身体の十分な乾燥が必要である）．

■ 入浴動作は以下の動作からなる．①浴室内での移動，②浴槽への出入り，③湯につかる，④洗体，⑤洗髪，⑥身体を拭く，髪を乾かす．

a. 浴室内での移動

■ 浴室の床面はすべりやすい材質が使われていることが多く（タイルなど），そのうえ水で濡れているため，通常の室内での移動に比べて困難で転倒などの危険性も伴う．

■ 歩行で移動する場合，安全性を考えると手すりの配置が望まれる．

■ 歩行での移動が困難な場合，キャスターつきのシャワーチェアを利用するとよい．洗体，洗髪にも利用できる．

■ 歩行での移動が困難な場合，長座位で移動する．その場合，保温や創傷予防のために，床にマットを敷くことが望ましい．

b. 浴槽への出入り（図11-3）

■ 通常，入浴動作のなかで最も難しい．

■ 影響を与える大きな要因は，洗い場の床から浴槽の縁までの高さである．

■ 高さは浴槽のタイプ（和式，洋式，折衷式）と設置方法（埋込式，据置式）で

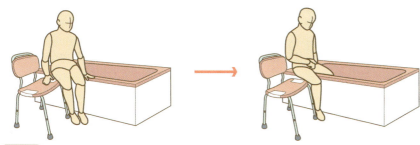

図11-3 浴槽への出入り
座ってまたぐ．浴槽の高さと同じ高さのいすに座ったのち，浴槽の広縁に殿部を移動させ，浴槽に入る．

決まる．
- 障害の程度と出入りの方法（立ってまたぐ，座ってまたぐ，長座位で移動）に合わせて出入りがしやすい高さにする（高さが低い場合，掃除がしにくくなる）．
- 据置式で高さが高い場合，すのこなどで洗い場の床全体を高くするとよい．
- 必要に応じて手すり（固定式，取り外し式）を配置する．
- 座ってまたぐ場合，浴槽の縁が広いと腰かけに利用できるが，すべるおそれがある．洗い場に同じ高さのいすや台を置く，浴槽の上に板を渡すなどの方法を選択したほうがよい．
- 介助しても出入りが不可能な場合，リフターの利用も考えられるが，経済的に困難な場合はシャワーや移動入浴（訪問入浴）を利用する．
- 温度覚に障害がある場合，熱傷を起こさないように湯温の管理が必要である．

c. 湯につかる
- 影響を与える要因として浴槽の形と大きさ，浮力があげられる．
- 浴槽のタイプは和式，洋式，折衷式に分けられる．
- 和式（長さ800〜900 mm）は下肢を伸ばすことはできないが，足が壁に当たり安定する．
- 洋式（1,300〜1,700 mm）は下肢を伸ばしてゆったりとつかることができるが，沈み込む危険性がある．
- 折衷式（1,000〜1,350 mm）はある程度下肢が伸ばせ，足も壁につく．
- 浮力で下半身が浮きやすい場合，あるいは湯につかるときや立ち上がるときに足がすべる場合は，浴槽にすべり止めマットや手すりが必要である．

d. 洗体
- 両上肢を洗体に使用できる程度の座位バランスが望まれる．
- 座位バランスに不安がある場合，シャワーチェアを利用する．
- 洗体用具の把持が問題となりやすい．片手しか使用できない場合は長柄ブラシやループ式タオル，吸着ブラシなどを利用する．
- ボディシャンプーを使用して十分に泡立てると洗いやすい．
- 洗い残しの部分がないか確認が必要である．

入浴に関する福祉用具に関しては第12章を参照

- 泡を流すときはシャワーを利用するとよい.

e. 洗　髪

- 視覚が遮断されると座位バランスを保持できない場合，シャンプーハットを使用する.
- 洗体同様，泡を流すときはシャワーを利用する.
- 頭を拭くタオルを手の届くところに準備しておくとよい.

f. 身体を拭く，髪を乾かす

- 身体が冷えない時間内に身体を拭くことが望ましい.
- 時間がかかる場合，脱衣室の室温に気を配る.
- 吸水性のよいバスタオルを利用して，時間の短縮をはかる.
- 着衣がしやすいように，また風邪を引かないためにも身体の水気を十分に拭き取らなければならない.
- 片手動作で髪を乾かす場合，ドライヤーを固定する，もしくは適当な高さの台において使用するなどの工夫が必要である.

E　整容動作

1 意　義

- 身だしなみと個人衛生の2つが大きな目的である.
- 「**見た目**」に大きな影響を与え，その人らしさや個人の尊厳にかかわってくる.
- 「病人らしく」ならないためにも整容動作は重要である.

2 必要な要素

- 洗顔，整髪，髭剃り，爪切り，歯磨き，化粧などが含まれる.
- 整容動作は生命維持には必ずしも必要ではないが，対人関係や社会生活に影響する.
- 当事者の整容に対する意欲が大きく作用するが，周囲からの働きかけも必要である.
- 髪型を変えたり化粧をすることで，気分転換をはかることができる.
- 整容動作はほとんどの場合用具を使用するため，上肢機能に問題がある場合は自助具など用具への工夫が必要となる（**図11-4**）.
- 用具の適切な使用や動作手順など，認知面や知的能力，集中力が求められる.
- 高次脳機能障害がある場合は，慎重な対応が必要である．とくに鏡を使用する場合，左右が逆になるため混乱する場合がある.
- 上肢の十分な関節可動域や筋力が必要なことは当然であるが，さらに巧緻性も求められる．巧緻性は仕上がりに影響する.
- 整容動作は，身だしなみや見た目という点からとくに仕上がりが大切で，仕上がりの確認を習慣づけることが大切である.

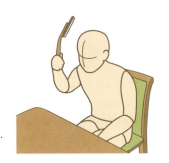

図11-4 長柄ブラシを用いた整髪
寝ぐせのついた髪や乱れた髪型は，病人らしさにつながる．上肢の動きに制限がある場合，長柄ブラシを利用するとよい．

- 爪切りや歯磨きは衛生面で大切であり，不十分だと社会生活に影響が生じる．

F 更衣動作

1 意　義

- 衣服には体温保持など環境から身体を保護する機能と，社会生活を円滑に営むための手段としての機能がある．
- 後者は「**身なり**」ともいわれ整容動作と同じくその人らしさ，個人の尊厳を保つうえで重要である．
- パジャマ（就寝時の服装）のまま1日を過ごすのではなく，起床時，就寝時に着替えることが大切である．
- 朝晩の定期的な更衣は気持ちを切り替え，1日の生活リズムをつくるのに役立つ．
- 個人衛生の面からも更衣は大切である．衣服が汚れた場合にそのまま放置すると異臭を放ったりする．すぐに着替える習慣を身につけることが大切である．
- また服装で個性を出したり，ふだんと違う服装をすることで気分転換をはかることもできる．
- 季節や場に応じた衣服を選ぶことも重要である．

2 必要な要素

- カッツインデックスでは入浴動作のつぎに障害を受けやすい動作とされている．
- これは更衣動作が複雑なことに加え，着脱の準備（衣服の前後，左右の認識）や手順などを理解できるなど，高次の精神機能がある程度必要なためである．
- それ以外に更衣動作に必要な条件としては，姿勢保持能力，関節可動域，筋力，感覚（深部，表在），巧緻性，協調性などがある．
- 更衣動作に影響を与える衣服の要素として，材質（伸縮性，すべりやすさ，厚さ），形状（前開き・かぶり，袖口・襟首の大きさ，ファスナー・ボタンなど）がある．
- 動作としては①上衣の着脱，②下衣の着脱，③その他（靴下，靴，装具）があ

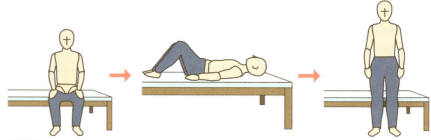

図11-5 ズボンの着脱
立位でズボンに足を通すのが困難な場合，座位でズボンに足を通した後，背臥位でズボンを腰まで上げ，もたれ立位でズボンを整える．

げられるが，ここでは③は省く．

a. 上衣の更衣

- 両上肢を支持に使用できないので，座位バランスが必要となる．座位バランスが不十分な場合，身近なものを背もたれとして利用する．
- 同じ衣服であっても残存機能により方法や手順は変わってくる．対象者の能力を把握して選択する．
- かぶりでは，一時的に視覚が遮断されるため，閉眼での座位バランスが求められる．
- 前開きでは，ボタンやファスナーの操作が必要となる．マジックテープ，ループ，ボタンエイドなどの利用も考えられる（第12章参照）．
- 服装はその人らしさを象徴するものでもある．更衣の容易さにばかり目を向けるのではなく，対象者の好みも尊重すべきである．
- いかに工夫すれば好みの衣服を着用できるかという視点も求められる．

b. 下衣の更衣（図11-5）

- まずズボンに両脚を通すことが必要である．体幹や下肢の可動性に問題があると困難となる．
- ズボンを引き上げるためには，とくに手指の筋力が必要である．ズボンを把持しながら引き上げなければならない．
- 立位で行う場合，少なくとも短時間の片脚立位保持が必要である．
- もたれても片脚保持が困難な場合，座位または背臥位で両下肢にズボンを通した後，座位または背臥位で左右交互に殿部を挙上して，徐々に上げていく．
- 背臥位や座位で殿部を挙上することが困難であれば，左右に側臥位をとり交互に上げていく．
- ほぼ腰まで上げることができたら，必要に応じて上衣をズボンの中に入れベルトを締める．
- 片手動作の場合，障害側の後外側に上衣を入れるのが難しい．
- 最終的には立位姿勢となり全体を整えることが望ましい．

G 国際生活機能分類におけるセルフケア

■ 本章で述べた身の回り動作は，ICFでは活動と参加のd5セルフケアに相当する．表11-1にセルフケアの分類を示す．

ICF：International Classification of Functioning, Disability and Health

表11-1 国際生活機能分類におけるセルフケア

コード	第2レベルまでの分類	詳細分類
d510	自分の身体を洗うこと washing oneself	身体の一部を洗うこと，全身を洗うこと，身体を乾かすこと，その他
d520	身体各部の手入れ caring for body parts	皮膚の手入れ，歯の手入れ，頭髪と髭の手入れ，手の爪の手入れ，足の爪の手入れ，その他
d530	排 泄 toileting	排尿の管理，排便の管理，生理のケア，その他
d540	更 衣 dressing	衣服を着ること，衣服を脱ぐこと，履物を履くこと，履物を脱ぐこと，適切な衣服の選択，その他
d550	食べること eating	
d560	飲むこと drinking	
d570	健康に注意すること looking after one's health	身体的快適性の確保，食事や体調の管理，健康の維持，その他
d598	その他の特定のセルフケア self care, other	
d599	詳細不明のセルフケア self care, unspecified	

学習到達度自己評価問題

1. ADLにおける身の回り動作の位置づけを説明しなさい．
2. 身の回り動作を構成する下位動作を列挙しなさい．
3. 身の回り動作の障害は，動作の障害にとどまらず，対象者の人間性や尊厳（QOL）にもかかわってくる．どのようなことか，整容動作を例に説明しなさい．

QOL：quality of life

12 ADLを支援する機器

一般目標
1. 福祉用具の種類とその役割について理解する．
2. 自助具の種類とその役割について理解する．

行動目標
1. ADLの活動別に福祉用具を整理し，その名称と機能を説明できる．
2. ADLの活動別に自助具を整理し，その名称と機能を説明できる．
3. 介護保険の適用となる福祉用具について，貸与の対象となる品目と購入費支給の対象となる品目をそれぞれ整理して説明できる．

調べておこう
1. 疾患別，とくに脊髄損傷患者に用いる福祉用具とその適応について調べよう．
2. 疾患別，とくに関節リウマチ患者に用いる自助具とその適応について調べよう．
3. 介護保険で福祉用具を貸与するには，どのような手続きが必要かを調べよう．

A 福祉用具の種類とその機能

- 福祉用具という用語は，1993年に公布された「福祉用具の研究開発および普及の促進に関する法律」の中ではじめて公的に用いられた．
- その第2条に「心身の機能が低下し日常生活を営むのに支障のある老人または心身障害者の日常生活上の便宜をはかるための用具およびこれらの者の機能訓練のための用具ならびに補装具をいう」と定義されている．
- 従来から，福祉用具と類似した用語として，「リハビリテーション機器」や「福祉機器」などがあるが，現在では「自助具」や「日常生活用具」などを含めて，福祉用具の名称が用いられるようになった．
- ここではとくに，移動動作，起居動作，排泄動作，入浴動作に関する福祉用具について解説する．

1 移動に関する福祉用具

- 移動に関する福祉用具には杖や車いす（第6章参照）のほか，スロープ（**図12-1**）や段差解消機，移動用リフトなどがある．
- 段差解消機は，玄関など段差のあるところで車いすごと上げ下げすることができる（**図12-2**）．

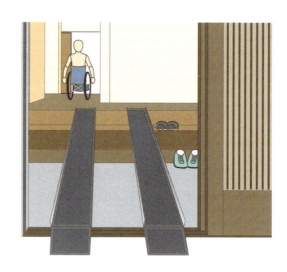

図12-1　玄関に取り付けたスロープ

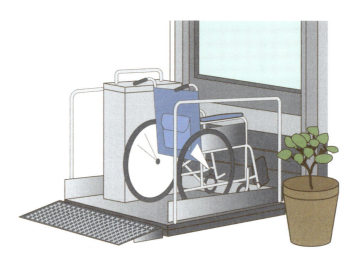

図12-2　段差解消機

- 移動用リフトは，移乗や移動が困難な場合，介助量の軽減のために用いられる．
- 移動用リフトには吊り上げ式床走行リフト，吊り上げ式天井走行リフト，固定式リフト，据置式リフトなどがある（図12-3）．
- その他，ベッドと車いすやポータブルトイレとの移乗動作を補助する，トランスファーボード（スライディングボード）（図12-4）や移乗介助機器（図12-5）がある．

2 就寝に関する福祉用具

- 介護用ベッドの基本的な機能は，背上げ，膝上げ，高さ調節である．
- マットレスは起き上がりが可能な場合，硬めを選ぶ．
- 褥瘡を予防するためには，エアーマットレスやウォーターマットレスがある．
- また，最近では褥瘡の好発部位である仙骨部周辺を部分的に膨縮する（体圧分散性に優れた）エアーマットレス，その周りをウレタンフォーム素材のフレームで構成することにより，褥瘡予防と起き上がりやすさを両立させたハイブリッ

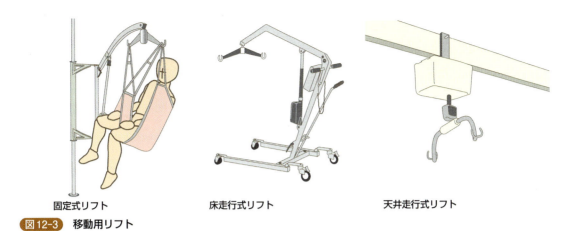

固定式リフト　　　床走行式リフト　　　天井走行式リフト

図12-3　移動用リフト

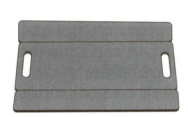
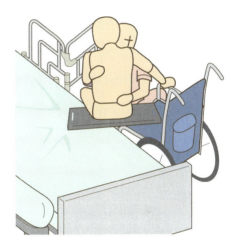

図12-4　トランスファーボードとその使用例

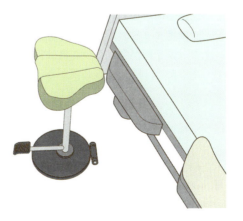

図12-5　移乗介助機器

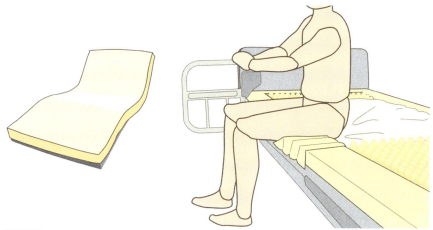

図12-6 ハイブリッド構造のマットレス

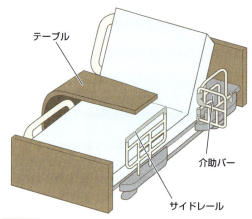

図12-7 介護用ベッドとその周辺機器

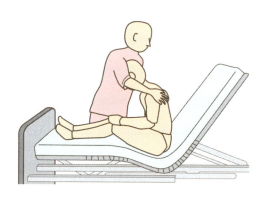

図12-8 背抜き

> **memo**
>
> **圧迫感の除去（背抜き）**
>
> 介護用ベッドの背上げ機能を使って身体を起こすと，背中への圧迫感や皮膚の引っ張り感が生じる．これは利用者の不快感のみならず，褥瘡の原因にもなり得るため，除去する必要がある．とくに，45°以上背上げする場合は図12-8のように，介助者が利用者の身体を持ち上げて圧迫感の除去（背抜き）を行う．自力で身体を動かせない人には，車いすに移乗した際にもこの「背抜き」を行うべきである．

ド構造のマットレス（図12-6）も開発されている．
- ベッドの周辺機器にはサイドレール，介助バー，テーブルなどがある（図12-7）．

③ 排泄に関する福祉用具

- 排泄に関する福祉用具で一般的に用いられるのは，便座とポータブルトイレである．

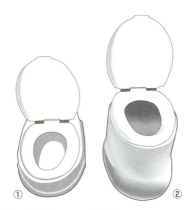

図12-9 便座（和式から洋式トイレに変更）
①トイレに段差がある場合の便座，②トイレに段差がない場合の便座

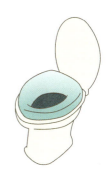

図12-10 補高便座

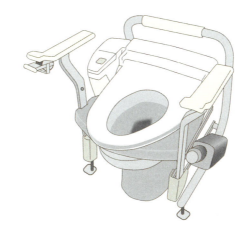

図12-11 簡易昇降便座

- 便座は和式トイレの便座部分にかぶせるだけで，和式トイレを洋式トイレとして使用できる（図12-9）．
- 立ち上がりが困難な人には，補高便座（洋式便器の上に置いて便座の高さを補うもの，図12-10）や簡易昇降便座（便座が電動で昇降するもの，図12-11）を用いるとよい．
- ポータブルトイレは，プラスチック製の標準型と木製の家具調型がある（図12-12）．
- プラスチック製のポータブルトイレは，軽量で移動しやすく掃除もしやすいが，踏み込みのスペースがなく立ち上がりにくい．
- 座位が不安定であったり，立ち上がりが困難な場合は，ポータブル用フレーム（手すり）（図12-12）を併用するとよい．
- 家具調型のポータブルトイレは重く移動しにくいが，安定性に優れ，見た目が居室に調和しやすい．

4 入浴に関する福祉用具

- 入浴に関する福祉用具には，すべり止めマット，入浴用いす，入浴用車いす，

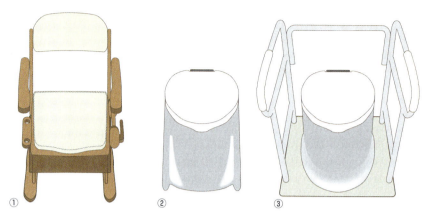

図12-12　ポータブルトイレ
①家具調型，②標準型，③ポータブル用フレーム

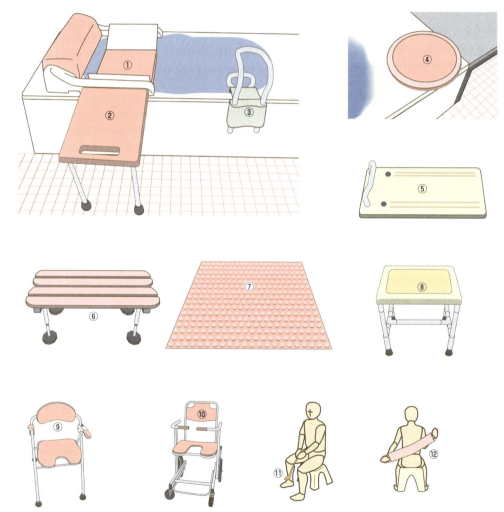

図12-13　入浴に関する福祉用具
①浴槽内昇降機，②入浴台（バスボード），③浴槽用手すり，④回転テーブル，⑤かぶせるタイプの入浴台，⑥浴槽台，⑦すべり止めマット，⑧入浴用いす，⑨入浴用いす，⑩入浴用車いす，⑪長い柄のブラシ，⑫ループ付きタオル

浴槽用手すり，入浴台（バスボード），浴槽台，浴槽内昇降機，浴槽内すのこなどがある（**図12-13**）．

- すべりやすい浴室内では，転倒を予防するためにすべり止めマットが有効である．
- 入浴用いすは，洗体と座位のまま浴槽に入るときに使用する．座位のまま浴槽に入る場合は，いすの高さをできるだけ浴槽の高さと同じにする．
- 浴槽用手すりは，浴槽の縁をはさんで固定する簡易手すりである．
- 入浴台は，座位での浴槽への出入りを補助する用具である．浴槽のふたのようにかぶせるタイプと跳ね上げタイプがある．
- 浴槽台は浴槽内での安定性を高め，立ち上がりを容易にするために用いる．
- 浴槽への出入りが入浴台や手すりを使用しても困難な場合，浴槽内昇降機を使用する．

B　自助具の種類とその機能

- 自助具 self-help device とは，快適な生活を営めるよう自らを助ける道具である．
- 自助具は福祉用具のなかでも，上肢機能を補助する簡単な道具を指すことが多いが，自助具とほかの福祉用具を明確に分けた分類はない．
- 自助具が必要となる疾患は数多いが，とくに関節リウマチ，頸髄損傷，脳血管障害による片麻痺が代表的な例である．
- ここではとくに，食事動作，整容動作，更衣動作，炊事動作に関する自助具について解説する．

1 食事動作を助ける自助具

- 食事動作のなかでも，食器（箸，スプーン，皿など）をもつ，食べ物をはさむ（すくう），口に運ぶまでの動作に用いられる．
- スプーンやフォークはグリップの構造や形状，ネック部分を曲げることなどにより，さまざまな上肢の機能障害に対応できるよう工夫されている（**図12-14**）．
- 柄を太くしたり，ホルダーにつけることによって持ちやすくする．また，柄の部分を形状記憶ポリマーでつくることにより，75℃以上のお湯で温め使用者に使いやすいよう変形させることができるものもある．
- また，ネックの部分を曲げられるスプーン（フォーク）を使用することにより，口元に運びやすくする．
- 両用スプーンには，フォークのようにも使用できるよう先が割れているものや，ピンセットのようにつかむこともできるはさみ型のものがある（**図12-15**）．
- 箸の自助具は握り部分がつながる構造で，母指と示指ではさんで使用するタイプが普及している（**図12-16**）．
- その他，食べ物がすくいやすい構造になっている皿や器，もちやすいカップ，またはすべり止めマットなどがある（**図12-17**）．

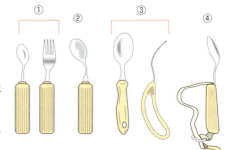

図12-14 食事動作用自助具（スプーンとフォーク）
①柄を太くしたスプーン（フォーク），②ネックが曲がるスプーン，③形状記憶スプーン（フォーク），④ホルダーつきスプーン

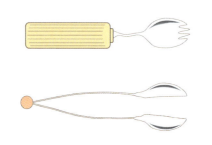

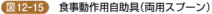

図12-15 食事動作用自助具（両用スプーン）

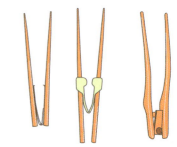

図12-16 食事動作用自助具（箸）

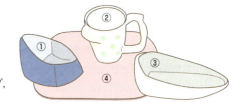

図12-17 食事動作用自助具（食器類）
①すくいやすい小鉢，②もちやすいカップ，③すくいやすい皿，④すべり止めマット

2 整容動作を助ける自助具（図12-18）

- グリップの構造や形状を工夫した歯ブラシ，長い柄をつけたヘアブラシなどがある．
- その他，片手用爪切りや固定式爪切りなどがある．

3 更衣動作を助ける自助具（図12-19）

- 衣服に手が届かない場合，リーチャーやソックスエイドを用いる．
- 巧緻動作障害のためにボタンの留め外しが困難な場合，ボタンエイドを用いる．

4 炊事動作を助ける自助具（図12-20）

- 片手で調理がしやすいよう，食材を固定できるまな板，食材を切りやすいようまな板に取り付けられた包丁などがある．
- 垂直柄包丁は，関節リウマチにおける手関節の尺側偏位を予防する．

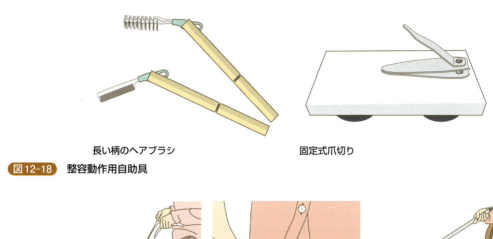

図12-18　整容動作用自助具　長い柄のヘアブラシ　固定式爪切り

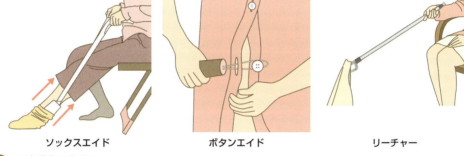

図12-19　更衣動作用自助具　ソックスエイド　ボタンエイド　リーチャー

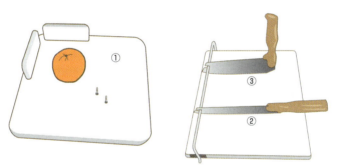

図12-20　炊事動作用自助具
①食材を固定できるまな板，②まな板に取り付けられた包丁，③垂直柄包丁

 memo

福祉用具や自助具を適切に選ぶためには

福祉用具や自助具を適切に選ぶためには，利用者の身体機能や活動能力のみならず，住環境や利用者を介助する家族の状況などをふまえて考える必要がある．また，最近では在宅介護支援センターや介護実習普及センター，福祉用具販売店などで簡単に福祉用具をみたり，触れたり，説明を聞くことができる．そのような情報を利用者とその家族に提供し，実際に現物を試用してみることをすすめる必要がある．理学療法士は，福祉用具や自助具に関する知識を高め，最新の情報を収集する能力，相談できる作業療法士や福祉用具プランナーなどの他職種と連携できる能力が求められる．

C 介護保険の適用となる福祉用具

- 介護保険の適用となる福祉用具には，レンタルで利用（福祉用具貸与）できるもの（13品目）と購入して利用（福祉用具購入費支給）できるもの（5品目）がある（**表12-1**）.
- 2012年度に介護保険が改正され，これまで「購入」の対象製品だった「特殊尿器（自動排泄処理装置）」について「貸与」と「購入」の住み分けが行われ，レシーバーなど衛生面で再利用の難しい部分は「購入」，本体部分のみ「貸与」となった. ただし，基本的には要介護4・5の中重度の利用者を対象とし，それ以外は医師の意見書などが必要である.

表12-1 介護保険の適用となる福祉用具

1. 貸与の対象となる品目	
a. 車いす	①自走用標準型車いす ②普通型電動車いす ③介助用標準型車いす
b. 車いす付属品	①クッションまたはパッド ②電動補助装置 ③車いすに装着するテーブル ④ブレーキ
c. 特殊寝台	サイドレールつき，あるいは取り付け可能なものであって，傾斜角度の調節機能あるいは昇降機能があるもの
d. 特殊寝台付属品	特殊寝台と一体的に使用させるもの ①サイドレール ②マットレス ③ベッド用手すり ④テーブル ⑤スライディングボード，スライディングマット
e. 褥瘡予防用具	体圧を分散させ圧迫部位への圧力を減じるもの ①エアーマット ②その他の材質の全身用マット
f. 体位変換器	身体の下に入れて，背臥位から側臥位へ体位変換する空気パッドなど
g. 手すり	床に据え置いて使用するものなど，取り付け工事を必要としないもの
h. スロープ	段差解消のためのもので，取り付け工事を必要としないもの
i. 歩行器	移動時に体重を支え，歩行を補助するもの
j. 歩行補助杖	①松葉杖 ②カナディアンクラッチ ③ロフストランドクラッチ ④プラットホームクラッチ ⑤多点杖
k. 移動用リフト（吊り具を除く）	取り付けに住宅改修を必要としないもの ①床走行式 ②固定式（居室，浴室，浴槽などに固定. 垂直移動の入浴用リフトを含む） ③据置式（段差解消機，立ち上がり用いすを含む）
l. 認知症老人徘徊感知機器	
m. 特殊尿器（自動排泄処理装置） （本体部分のみ）	尿や便が自動的に吸引されるもの

（つづく）

表12-1 介護保険の適用となる福祉用具（つづき）

2. 購入費支給の対象となる品目	
a. 腰かけ便座	①和式便器の上に置いて腰かけ式に変換するもの ②洋式便器の上に置いて高さを補うもの ③電動式またはスプリング式で，便座から立ち上がる際に補助する機能があるもの ④ポータブルトイレ（室内で利用できるものに限る）
b. 入浴補助用具	①入浴いす ②浴槽用手すり ③浴槽内いす ④入浴台（バスボード） ⑤浴室内すのこ ⑥浴槽内すのこ
c. 簡易浴槽	空気式など居室で入浴可能なもの
d. 特殊尿器（自動排泄処理装置） （交換可能部品のみ）	レシーバー，チューブ，タンクなどのうち，尿や便の経路となるもので容易に交換できるもの
e. 移動用リフトの吊り具	

学習到達度自己評価問題

1. 寝たきりの状態にある80歳の夫を75歳の妻が在宅で介護する場合，どのような福祉用具の導入が考えられるか説明しなさい．
2. 脳血管障害による片麻痺を起こした主婦が在宅で生活する場合，どのような自助具の導入が考えられるか説明しなさい．
3. 移動に関する福祉用具のうち，介護保険の適用となる用具と適用とならない用具を説明しなさい．

13 住環境整備

一般目標
1. 住環境整備の意義と目的について理解する．
2. 介護予防・自立支援の視点から住環境整備を理解する．

行動目標
1. 活動能力や参加能力を最大限に引き出すことのできる住環境整備について説明できる．
2. 介護保険制度で利用できる住宅改修費の対象項目を整理して説明できる．
3. 安全に移動するために必要な通行の有効幅員(扉の枠や扉を開けたときの扉自体の厚みを除いた実際に通れる寸法)や回転スペース，手すりの取りつけ高さや直径など数値について説明できる．

調べておこう
1. 場所別に段差解消の具体的な方法について調べよう．
2. 手すりの取りつけ位置をどのように決めるか調べよう．

A 住環境整備の意義と目的

1 住環境整備の意義と目的

- 住環境整備の目的は，住宅改修ではなく，「その人らしい生活の獲得」や「QOLの向上」を実現することである．住宅改修は，それを実現するための手段である．

QOL：quality of life

- ニーズに沿った生活の方向性を選択し，決定しやすいように支援を行いながら，その人が望む自立した生活へと近づけていくことが重要である．
- 単にできるようになるといった機能性だけを追求するのではなく，より楽に，より安全に，より快適に，そして将来的にも再度，住環境整備ができる融通性を目指すことが大切である．

2 住環境整備の手法

- 住環境整備は，住宅改修をせず動作方法を変更するレベルから，室内の家具を移動するなどの模様替え，福祉用具の活用，住宅改修，増築，新築などの方法がある．

■これらの手法は分けて考えるのではなく，むしろうまく組み合わせて住環境整備を行うことが重要である．

③ 国際生活機能分類と住環境整備との関連

ICF：International Classification of Functioning, Disability and Health

■国際生活機能分類（ICF）は，人の生活機能と障害を多面的にとらえるように，「心身機能・身体構造」「活動」「参加」の3つの階層を中心に，それを取り巻く背景因子として「環境因子」「個人因子」「健康状態」から構成され，これらすべてが相互に関係している．

■活動と参加の明確な領域区分はなく，「活動の領域と参加の領域とを明確に区別する場合（重複なし）」「活動の領域と参加の領域とが部分的に重複する場合」「活動では詳細なカテゴリーを示し，参加では大まかなカテゴリーを示す．それが重複する場合と重複しない場合」「同じ領域を活動と参加の両方に用いる場合で，完全な重複を伴う場合」の4つの整理法が示されており，評価者の視点でみる角度が異なる．

ADL：activities of daily living

■活動制限とは，食事，更衣，整容，排泄，入浴，歩行などADLの低下と洗濯，掃除，調理，買い物，趣味活動，余暇活動，仕事など生活行為が困難になった状態である．

■参加制約とは，在宅生活の継続，趣味やスポーツ，旅行などに参加する，家庭内での役割，職場での役割，町内会での役割など社会的な出来事に関与したり，役割を果たすことが困難になった状態である．

■住環境整備は，主に活動制限や参加制約に対する対策である．したがって，身体機能や介護能力への環境の適合を目指すことが必要である．

■活動制限に対しては，段差解消により浴室までの動線が安全に確保され，入浴動作遂行に要する移動面の改善につながったり，装具や杖など移動補助具を使用することにより，歩行が可能となる．その結果，社会への参加や心身機能の向上の効果も期待できる．

■参加制約に対しては，玄関から門扉までのアプローチを整備することにより，地域の催しの参加につながる．

④ 介護予防，自立支援を視点においた住環境整備のポイント

■適切な住環境整備は自立の意欲を引き出し，身体機能の低下や障害の進行を防ぐことにもつながり，介護予防や自立支援において効果を発揮する．

a. ニーズの把握

■利用者本人や介護者を含む家族の訴えに対する解決のみを目標に住環境整備を行っても，大きな効果は期待できない．まずニーズの把握が重要である．ニーズとは専門家による系統化された客観的な評価をもとに，専門家によって導き出されるものであり，訴えの奥に潜むニーズを顕在化させて住環境整備を行うべきである．

b. 日常生活の把握

■利用者の1日の生活を聞き，ニーズが的確であるかを確認する．

- 「できていること」「できにくいこと」「できていないこと」など自立度を詳細に把握し，住環境整備に活かすことが大切である．
- できにくい，またはできていない危険な状態にあるにもかかわらず，毎日の生活の慣れから，気づいていないという人に対しては，危険性を認識してもらうとともに安全な方法の学習をしてもらうことが必要である．
- 逆に，できているのに自信がなく過小評価する人に対しては，繰り返し動作を行って，できていることに気づいてもらい，自信につなげることが大切である．
- その人にとって生活の自立が過負荷になれば，できることもしなくなる可能性がある．
- 逆に，物的・人的に過剰な介助量になれば，廃用が生じるおそれがある．
- 活動量が低下すれば廃用症候群が引き起こされるが，ある一定の活動量が維持できる活動と参加を続けることで，廃用症候群を予防できる可能性がある．
- そのためには，屋内や屋外での歩行や趣味活動，買い物など，家庭内役割や社会性を発揮できるような住環境整備を行うことが大切である．
- たとえば，排泄という行為は，トイレという空間の中だけで終わるものではなく，居室から出て，居室に戻るまでの一連の中で行われるので，トイレという空間の改善だけを排泄動作から切り離してとらえることは望ましくない．
- 排泄動作は，居室からトイレまでの移動→トイレのドアを開ける→中に入りドアを閉める→方向転換し下衣を下ろす→着座する→排泄する→後始末をする→立ち上がる→下衣を上げる→レバーを回して汚物を流す→手を洗う→ドアを開ける→トイレの外に出る→ドアを閉めるといった流れになる．
- 問題のある箇所だけでなく，一連の流れでとらえ，すべてを安全・快適にできて，はじめて排泄動作が行えることを意味する．つまり，単に排泄動作ができる，できないだけでは不十分であり，どこがどのようにできないのか，排泄動作がどのような方法で行われているのかを知ることも重要である．

c. 心身機能の把握

- 住環境整備によって不可能であった動作が，少しでも自分の力で行えるようにするための工夫が必要である．そのためには，利用者の心身機能を把握することが重要である．
- 心身機能の低下が転倒を生み，転倒がさらなる心身機能の低下を生む．このような悪循環を防ぐためには，生活の中で一定の活動量を確保し心身機能を維持していく必要性がある．
- 最大限の心身機能を発揮し，リスクを最小限にするための住環境整備が必要である．

d. 住宅状況の把握

- 介護者がいない，浴室に段差の多い家屋構造などの環境因子は活動や参加に制約をきたすため，住宅状況を把握することが重要である．
- 構造上，建築関係法規面からの制約があり住宅改修困難な場合があるが，制度担当者や建築関係者など専門家に判断を委ねることも大切である．

e. 家族関係の把握

■ 本人の使いやすさだけで判断するのではなく，介護者や同居している家族全体の意向に沿うことができるか否か，家族と本人の関係は良好か，介護は誰が担っているか，介護者の健康状態はどうか，住環境整備の決定権は誰がもっているかという点にも留意しなければならない．

f. プライバシーの確保

■ 家族の目の届くところで生活するほうが安心であるが，専用部屋を設けたり，家具の配置によって視線を遮るなどの工夫によってプライバシーを確保する．

g. 経済状態の把握

■ 建築材料の種類や改修方法の工夫により金額に違いが出るため，優先順位をつけて住環境整備の提案をすべきである．
■ 公的費用の助成が可能か確認して必要以上に経費がかからないようにすべきである．

h. 他職種との連携

■ 他職種と連携しながら，「その人らしい生活の獲得」「QOLの向上」という共通目標に向かってチームとして取り組むことが望まれる．

B　介護保険制度における住宅改修

1 支給限度基準額

■ 住宅改修費の支給は同一の住宅に対して原則1回である．
■ 支給限度基準額は，要介護状態区分などにかかわらず定額の20万円である．
■ 転居した場合には再度給付が受けられる．
■ 要支援状態・要介護状態区分が著しく（3段階以上）重くなった場合は，1回に限り再度給付が受けられる．

2 住宅改修の種類

■ 介護保険における住宅改修の種類はつぎの6種である．

a. 手すりの取りつけ

■ 手すりは転倒を防ぎ，伝い歩きなどの歩行の補助や立ち上がり，起立姿勢の補助，ベッドや便器への移乗動作の補助として重要な役割を果たす．
■ 手すりは努力して使用するのではなく，より自然に動作を手助けしながら使用できるよう設置することが望ましい．
■ 取りつけ位置，形状（円形タイプ，平坦タイプ），直径，材質（木製，金属製，ビニール製），色，設置の際の補強の有無などの細心の注意が必要である．
■ 縦手すりの下端は，床から750〜800 mm程度．上端は，肩の高さより100 mm程度上方に設置することが望ましい（**図13-1a**）．廊下など横手すりは，床から750〜800 mm（大転子レベル）程度の高さに設置することが望まし

B　介護保険制度における住宅改修　153

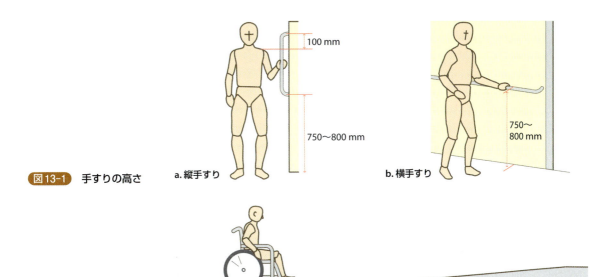

図13-1　手すりの高さ　　a. 縦手すり　　b. 横手すり

図13-2　スロープの勾配

い（図13-1b）．
- トイレや浴室など移乗用に使われる手すりの直径は，しっかりと握ることができる28〜32 mm程度，階段や廊下など移動用に使われる手すりの直径は，太いほうが安定感があることから，32〜36 mm程度が望ましい．
- 福祉用具貸与（表12-1参照）に該当する手すりは対象外である．

b. 段差の解消
- 段差は，門扉周辺，アプローチ，玄関ポーチ，玄関戸下枠，上がりがまち，敷居，浴室の出入口などさまざまな場所に存在する．
- 段差にはそれぞれ理由や意味があるものの，転倒事故につながったり，車いすでの移動を困難なものにしたりするため，段差は解消すべきである．
- 敷居を低くする工事，スロープを取り付ける工事，浴室の床のかさ上げなどが対象で，福祉用具貸与のスロープ設置や福祉用具購入に該当する浴室用すのこの設置（表12-1参照）は対象外である．
- スロープによる段差解消は勾配1/12以下であれば車いすで自走可能である（図13-2）．

c. 床や通路面の材料の変更
- 転倒の原因には，つまずきやすべりがある．浴室などの水回りでは，濡れているために床面がすべりやすくなる．
- すべりやすい床材をすべりにくい床材に変えることは，転倒事故を減らし，移動を円滑にする助けとなる．また，和室の畳床をフローリング（木製床）などに変えることにより，車いすの移動や，歩行器などの福祉用具の使用を円滑にすることが可能である．

d. 扉の変更
- 扉全体の取り替え（開き戸を引き戸やアコーディオンカーテンへ取り替える），

ドアノブの変更，戸車（開け閉めをスムーズに行うために引戸扉の下部左右についているローラー部品）の設置などが対象となる．自動ドアの動力部分は対象外である．

e. 便器の取り替え

■ 和式便器から洋式便器（暖房，洗浄機能つきを含む）への取り替えが対象となる．暖房，洗浄のみの付加，水洗化，簡易水洗化は対象外である．

f. その他a〜eの住宅改修に付帯して必要となる住宅改修

■ 壁の下地補強，給排水設備工事，下地の補修や根太（床板の下に渡し，床を支える横木）の補強，路盤の整備，壁または柱の改修工事，給排水設備工事（水洗化は対象外），床材の変更などが対象となる．

C　介護保険制度対象外の住宅改修

1 介護保険制度対象外の効果的な住宅改修

■ 介護保険制度の住宅改修は上限20万円の枠組みが決められており，その範囲のなかで，より効果的な住環境整備を目指すが，ニーズに合った住環境整備が行われるとは限らない．介護保険制度対象外の住宅改修を含めた住環境整備も必要である．

2 介護保険制度対象外の住環境整備

a. 段差の解消

■ 段差解消としては，スロープや手すりを設置する．しかし，スロープを設置するだけのスペースがない場合には，段差解消機（**図12-2参照**）の導入を検討する．

b. 適切なスペースの確保

■ 日本家屋は先進諸外国と比べて非常に狭く，さらに生活の洋式化により室内に家具類が増え，室内移動や福祉用具の活用を困難にしている．必要なスペースを確保する方法には「モジュールをずらす方法」と「壁・柱を取り外す方法」がある．

■ 従来の木造住宅では，尺貫法*による設計で，柱間の芯-芯寸法3尺（910 mm）を基本寸法としているため，廊下，階段などの幅員が狭くなっており，介助を要したり，車いすなど使用の際に支障をきたす．

■ 廊下の通行の有効幅員（通れる寸法）は移動方法で異なる．T字杖歩行の場合は，750〜800 mm以上（**図13-3a**），両松葉杖歩行の場合は，900〜1,200 mm以上（**図13-3b**）を必要とする．車いすの場合，直進するための廊下幅は900 mm以上（**図13-4**），出入り口の幅は850 mm以上（**図13-5**）が必要である．車いすと人とのすれ違いでは1,400 mm以上（**図13-6a**），車いすどうしのすれ違いでは1,800 mm以上（**図13-6b**）が必要である．

＊尺貫法　日本古来の長さ，面積，体積，重量の単位．長さは「寸，尺，間」で表す．10寸＝1尺（≒303 mm），6尺＝1間（1,820 mm）．面積は「坪」で表し，1坪は2畳（3.3 m²）．体積は「升」，重量は「貫」などで表す．現在は公式にはメートル法が採用されている．

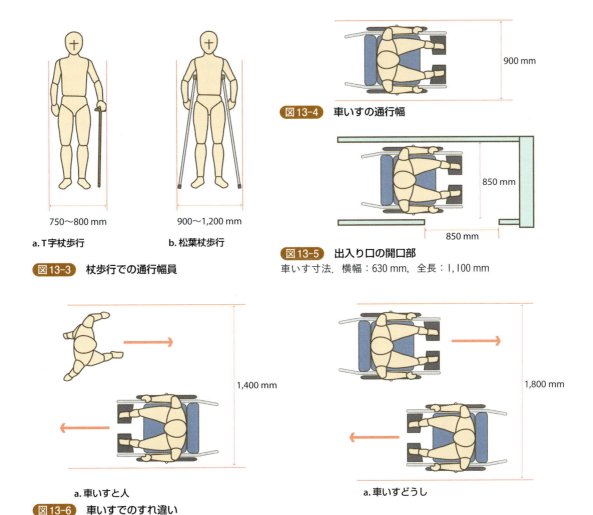

図13-3 杖歩行での通行幅員
a. T字杖歩行 750〜800 mm
b. 松葉杖歩行 900〜1,200 mm

図13-4 車いすの通行幅 900 mm

図13-5 出入り口の開口部
車いす寸法．横幅：630 mm，全長：1,100 mm
850 mm / 850 mm

図13-6 車いすでのすれ違い
a. 車いすと人 1,400 mm
a. 車いすどうし 1,800 mm

- 建具を取り外すことで，通行幅を確保することができるが，生活上の支障がないか，プライバシーが確保できるかの確認が必要である．
- 車いすが回転する場合は，直径1,500 mm以上（図13-7）のスペースが必要となり，片手片足駆動では直径2,000 mm以上必要である．

c. 照明・色彩の配慮
- 照度が低いことが原因で，家庭内事故が発生している．段差が多い場所の照度を全体的にあげたり，影ができないように足元灯を設置する．また，スイッチは調光機能付きスイッチや人感スイッチなどを活用する．
- 加齢とともに，色彩の区別がつきにくくなり，コントラスト（色の濃淡の度合い）の低いものはみえにくくなるため，コントラストの高い配色にする．
- 明かりやインテリアの色は住む人に心地よさを与え，心理的に効果があるため，重要である．

d. 冷暖房への配慮
- 日本家屋は基本的に夏に合わせてつくられており，冬場の住宅内の温度差が大

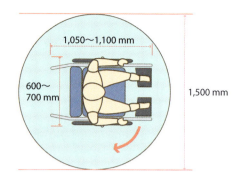

図13-7　車いす最小旋回スペース
車いす寸法．横幅：600〜700 mm，
全長：1,050〜1,100 mm

きく，身体に悪影響を与えることが多い．
- 床暖房などの輻射暖房は，短時間しか使用しない浴室には経済的ではない．また，換気扇のみの場合には，浴室内の暖気を外に排出しない熱交換型換気扇を用いる．
- トイレでは，パネルヒーターのような輻射暖房を足もと付近の壁に埋め込んで設置するのが望ましい．

e. 非常時の対応
- 住宅内では，さまざまな緊急事態の発生が考えられる．火災感知器，ガス漏れ感知器，体調不良時などに家族や知人につたえる緊急コールなどの防災設備の導入も検討する．

学習到達度自己評価問題
1. 住環境整備の目的について説明しなさい．
2. 住環境整備の手法の種類を列挙して説明しなさい．
3. 介護予防，自立支援のための住環境整備を考えるうえで留意点について説明しなさい．
4. 介護保険制度における住宅改修の種類をあげなさい．
5. 車いす使用者の通行や，すれ違いに支障のない廊下の有効幅員について説明しなさい．

14 疾患別ADL指導

一般目標
1. 脳卒中片麻痺患者，パーキンソン病患者，脊髄損傷患者，関節リウマチ患者，大腿骨頸部骨折患者，変形性膝関節症患者，大腿切断者の代表的なADLを理解する．
2. 患者の身体機能に応じたADL動作練習および指導ポイントを理解する．

行動目標
1. 脳卒中，パーキンソン病，脊髄損傷，関節リウマチ，大腿骨頸部骨折，変形性膝関節症，大腿切断の障害がADLに与える影響について説明できる．
2. 脳卒中，パーキンソン病，脊髄損傷，関節リウマチ，大腿骨頸部骨折，変形性膝関節症，大腿切断に対するADL動作獲得に向けた練習方法を立案し，指導できる．
3. 脊髄損傷の残存髄節レベルと獲得可能なADL項目との関係を説明できる．
4. 四肢麻痺と対麻痺のADL動作の方法の違いを説明できる．

調べておこう
1. 脳卒中片麻痺患者の運動麻痺や感覚障害の重症度に違いのある理由について調べよう．
2. 脳卒中片麻痺患者のADL動作の特徴について調べよう．
3. ヤールの重症度分類について調べよう．
4. パーキンソン病の主な症状について調べよう．
5. パーキンソン病患者のADL動作の特徴について調べよう．
6. 残存髄節レベルと残存筋の関係について調べよう．
7. 残存髄節レベルを想定し，ADL動作の方法について考えてみよう．
8. 運動器障害の機能障害はどのようなものか調べよう．

A 脳卒中

1 活動制限の概要

- 脳卒中は脳血流の不足や脳血管の破綻により，脳細胞が壊死する疾患である．
- 一側の大脳が損傷されると，損傷と反対側の上下肢に運動麻痺や感覚障害を生じやすく，加えて半側空間無視や注意障害などの高次脳機能障害を伴うことがある．
- 運動麻痺を有する片麻痺患者は，発症前と同じ方法でADL動作を行うことが

ADL：activities of daily living

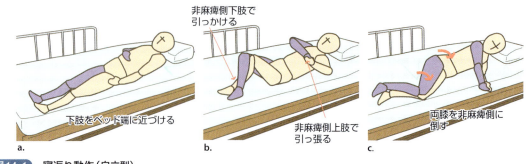

図14-1 寝返り動作（自立型）

困難なため，残存機能を活かした代償動作の再学習を考慮する．
- 再学習において過度な努力を要する方法は，筋緊張亢進の増悪，関節や筋肉への負担の増大などを生じさせ，変形や痛みを招くおそれがある．したがって潜在能力を引き出すと同時に福祉用具の利用や環境整備についても考慮する．
- 在宅生活では物理的な環境や人的援助が病院や施設の場合と異なる．また日によって体調は変化するため，「何とかできる」レベルの動作能力を退院後の生活に取り入れることは難しい．したがって動作練習によって達成可能な能力レベルを予測し，発症前の生活状況を加味したうえで退院後の生活を想定し，「やや楽にできる」レベルで行える動作方法を習得させることが重要である．

2 具体的練習・指導の考え方と方法

- 本項では患者主体の自立型の動作練習のポイントについて解説する．

a. 寝返り

- 背臥位の状態から非麻痺側（健側）上下肢を利用して非麻痺側方向へ側臥位となるのが一般的である．
- 片麻痺患者では麻痺側（患側）肩甲骨の後退，骨盤の前方回旋の減少，頭部〜上部体幹〜下部体幹〜骨盤の分節的な動きの減少などが生じ，動作を阻害することが多い．したがって動作自体の反復練習だけでなく，関節可動域（ROM）や柔軟性の向上を併せて行うことが重要である．

ROM：range of motion

① 下肢をベッド端に近づけ，身体がベッドに対してやや斜めとなるように位置する．これにより，後に続く起き上がりの際に下肢をベッド端へ下げやすくなる（図14-1a）．
② 非麻痺側で麻痺側の手をつかみ，非麻痺側方向へ引く．腹部に麻痺側の手を乗せるだけでは肩甲骨の後退を修正できないため，正中線を越えて非麻痺側方向へ引き，麻痺側上肢全体を体幹にしっかり乗せる（図14-1b）．
③ 非麻痺側下肢を麻痺側下肢の下に入れ，両膝を立てるように膝を屈曲する（図14-1b）．
④ 非麻痺側方向へ頭部を回旋し，麻痺側上肢をつかんだまま肩甲骨，体幹を回旋すると同時に両膝を倒しながら麻痺側骨盤を前方回旋する（図14-1c）．

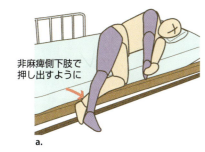 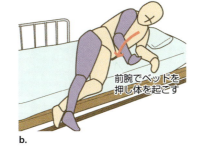 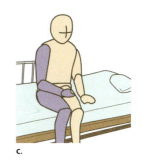

図14-2 起き上がり動作（自立型）

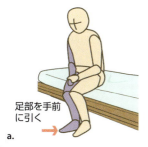 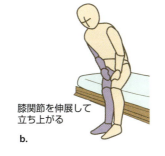 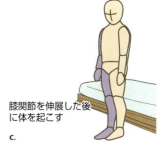

図14-3 立ち上がり動作（自立型）

b. 起き上がり

①通常の側臥位よりもやや腹臥位の状態をとる．これにより起き上がり時に麻痺側の肩甲骨や骨盤が後退するのを防ぐことができる．
②非麻痺側下肢で麻痺側下肢を後方より押し出すようにしてベッド端へ垂らす（図14-2a）．
③非麻痺側前腕でベッドを押して体幹をベッドから離し，次に手掌でベッドを押しながら肘関節を伸展し，体幹を起こす（図14-2b, c）．

c. 立ち上がり

- ベッドの高さは足底が接地し，股関節が屈曲70～80°程度になるように調節する．立ち上がり動作は下肢筋力との関連が強く，とくに麻痺側下肢の支持性が低い場合には非麻痺側下肢で代償しなければならないため，積極的な非麻痺側下肢の筋力強化が必要である．

①やや浅めに腰掛けて足底全体をしっかりと床につき，支持面を安定させる．
②足部を膝関節よりも手前に引く（図14-3a）．
③お辞儀をするように体幹を前屈して足底への荷重量を増加し，殿部を浮かせながら膝関節を伸展して立ち上がる（図14-3b）．
④顔を上げながら体幹を正中位に戻し，直立姿勢となる（図14-3c）．

d. 移乗

- 移乗動作では非麻痺側へ移乗するのが基本である．
- ベッドから車いすへ移乗する場合には，非麻痺側に車いすを斜めに配置し，非麻痺側上肢でアームサポートをつかんで立ち上がり，非麻痺側下肢を軸に回転

memo

通常の側臥位よりも腹部が上を向くと腹筋の利用が多く，腹部が下を向くと腹筋の利用が少なくなる分，非麻痺側上肢の利用が増加する．したがって患者の腹筋や非麻痺側上肢の筋力もふまえた上で，動作方法を検討する必要がある．

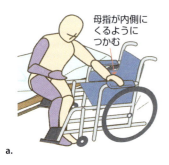 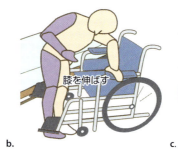 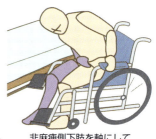

図14-4 ベッドから車いすへの移乗（自立型）

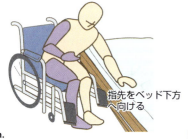 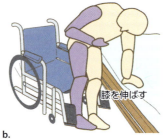 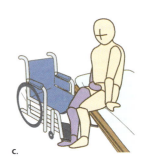

図14-5 車いすからベッドへの移乗（自立型）

memo
移乗動作では直立位をとる必要はなく，膝伸展位で体幹を前屈したまま回転するほうが安全である．また軸足となる非麻痺側下肢を立ち上がった後に移動すると，転倒の危険性が増加するため，殿部が車いすの座面に適切に収まるように下肢の位置をあらかじめ調節する．

して車いすに座る．

- 立ち上がりだけではなく方向転換も必要であるため，筋力に加えてバランス能力も要求される．

▷**1）ベッドから車いすへの移乗**

① ベッドとの角度が30°程度となるように車いすを非麻痺側に配置する（図14-4a）.

② 車いすの奥側（非麻痺側）のアームサポートを非麻痺側の母指が内側にくるようにつかむ（図14-4a）.

③ 非麻痺側上肢でアームサポートを下方へ押し，体幹を前屈しながら殿部をベッドから離して膝関節を伸展し，立ち上がる（図14-4b）.

④ 非麻痺側下肢を軸にして向きを変え，車いすに腰かける（図14-4c）.

▷**2）車いすからベッドへの移乗**

① 非麻痺側をベッド側に寄せ，ベッドとの角度が30°程度となるように車いすを配置する（図14-5a）.

② 非麻痺側の前腕を回内してベッドに手をつき，指先はベッド下方（尾側）へ向ける（図14-5a）.

③ 非麻痺側上肢でベッドを下方へ押すようにして立ち上がり，手をベッドから離さずに体幹前屈位のまま非麻痺側の膝関節を伸展し，ついで非麻痺側下肢を軸に回転してベッドに移る（図14-5b, c）.

▷**3）介助バーを利用した方法（麻痺側への移乗）**

- ベッドから車いすへの移乗と車いすからベッドへの移乗では，動きの方向が反

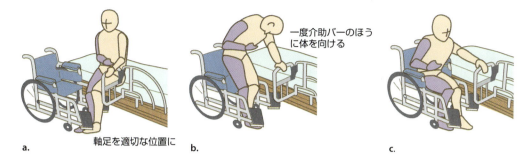

図14-6 麻痺側に配置された車いすへの移乗

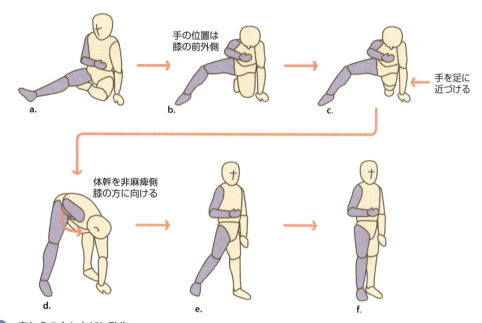

図14-7 床からの立ち上がり動作

対になるため，頭部側にベッド柵と直角になるように介助バーを取りつけ，麻痺側方向へ回転しながら移乗する．
① 車いすはベッドと平行になるように麻痺側に配置する（図14-6a）．
② 非麻痺側上肢で介助バーをつかんで立ち上がり，非麻痺側下肢を軸に回転して体幹を一度介助バーの方に向ける（図14-6b）．
③ いすの位置を確認しながらゆっくり腰かける（図14-6c）．

- ベッド⇔ポータブルトイレ，車いす⇔トイレなどもこれを基本に応用する．

e. 床からの立ち上がりと床への座り動作

- この動作は難易度が高いため，下肢の運動麻痺が比較的軽度で，下肢筋力やバランス能力が良好な者に限られる．以下に非麻痺側下肢を主体に行う動作方法の例を解説する．

▷ 1) 床からの立ち上がり
① 側臥位から麻痺側膝関節を伸展した横座りとなる（図14-7a）．

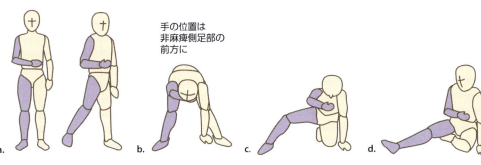

手の位置は
非麻痺側足部の
前方に

a.　　　　b.　　　　c.　　　　d.

図14-8　床への座り動作

②非麻痺側の手と膝に体重を移しながら殿部を床から離す（図14-7b）．
③非麻痺側の手を非麻痺側足部の近くに寄せ，膝を離しながら足底全体に体重を移す（図14-7c）．
④体幹を非麻痺肢の方へ向け，非麻痺側上下肢で床を押すように力を入れ，膝関節を伸展する（図14-7d）．
⑤床から非麻痺側の手を離して直立位となり，麻痺側下肢を揃える（図14-7e, f）．

▷ 2）床への座り
①両足を横に開き，非麻痺側の手を非麻痺側足部の前方へつく（図14-8a, b）．
②非麻痺側上肢で体重を支えながら非麻痺側の膝関節をゆっくり曲げ，膝を床につく（図14-8c）．
③殿部を非麻痺側に倒し，横座りとなる（図14-8d）．

f. 歩行
- 歩行は運動麻痺の程度やバランス能力などのほか，さまざまな要因の影響を受けるため，各患者の身体機能に応じた歩行パターンや歩行補助具の使用を検討する．
- 杖は非麻痺側にもち，通常は非麻痺側下肢の10 cm程度外側で，患麻痺側肢のつま先と左右対称の位置につく（p.116，第10章B②を参照）．

g. 階段昇降
- 一般的には1段ずつの揃え型（2足1段）であり，昇りは杖→非麻痺側下肢→麻痺側下肢，あるいは非麻痺側下肢→杖と麻痺側下肢，降りは杖→麻痺側下肢→非麻痺側下肢の順に行う．
- 介助は麻痺側に立ち，常に階段の下段に位置する．麻痺側下肢の機能が良好な場合には，健常者の場合と同じように1段ずつ下肢を交互に昇降する方法（1足1段）で行う．

h. 衣服の着脱
- 着衣時は麻痺肢→非麻痺肢，脱衣時は非麻痺肢→麻痺肢の順に行う．
- セーターのような被りものの上衣を着る場合には，両上肢を通した後に首を通す．脱ぐ場合には，セーターを胸までたくし上げ，襟の後ろをもって首を抜いた後に非麻痺側→麻痺側を抜く．
- 衣服は大きめのボタンやマジックテープ式のもののほうが動作を行いやすい．

ワンポイントアドバイス
両足を左右に大きく広げると床との距離が近づくため，非麻痺の手を床につけやすくなる．また低めの台やいすを利用すると，非麻痺の手の支持性がさらに高まる．

ジッパーはつけ外しが困難であるため，左右を組んだ状態で下の部分を縫い付け，被りものの上衣と同様に行ったほうがよい．

i. 浴槽への出入り

- 浴槽をまたいで入る場合には非麻痺側下肢→麻痺側下肢，浴槽から出る場合には麻痺側下肢→非麻痺側下肢の順に行う．
- またぎ動作が困難な場合はバスボードを使用する．この場合には，体を洗い場に向けたままバスボードに腰かけ，非麻痺側下肢→麻痺側下肢の順に浴槽に入れる．

B　パーキンソン病

1 活動制限の概要

- パーキンソン病とは，中脳黒質緻密層のドパミン性神経細胞の変性を主体とする進行性変性疾患である．
- **振戦***，**筋強剛***，**無動***，**姿勢反射障害***を4大徴候とし，これに伴い歩行障害や仮面様顔貌，小字症などの運動障害と，自律神経障害（便秘，排尿障害，起立性低血圧，嚥下障害など）や睡眠障害，精神症状，高次脳機能障害などの運動障害以外の症状を伴うことが多い．
- パーキンソン病ではドパミン血中濃度に関係なく，日内で症状の改善（on）や悪化（off）を繰り返し（on-off現象），進行に伴いoffの時間が長くなる．
- 発症後10年程度は通常の生活が可能であるが，徐々に運動障害に伴う関節拘縮，筋力低下，歩行障害，バランス障害や持久力低下が出現し，ADLにおいてもさまざまな制限が起こる．
- 疾患自体の生命予後はそれほど悪くはなく，臥床生活になってからの誤嚥性肺炎などの合併症が直接的な死因となることが多い．
- 近年では，長澤（2015）によってパーキンソン病に対する運動療法の有効性が示されているが，あくまでも進行の遅延効果ととらえるべきである．理学療法では，現在の機能の把握と今後の変化を予測し，時期に応じた運動療法や動作指導を行い，可能な限りADL低下を抑えることが重要である．

2 具体的練習・指導の考え方と方法

- パーキンソン病患者に対するADL練習は，運動障害や運動以外の障害の進行段階に応じて変化させる必要がある．本項では**ホーエンとヤールの重症度分類**（**表14-1**）に基づき，軽症例（1～2度），中等度症例（3～4度），重症例（5度）の3段階に分け，ADL動作練習が最も重要となる中等度症例の指導のポイントを中心に解説する．

a. 軽症例（1～2度）

- この時期には運動障害はほとんどみられず，屋外歩行も自力で可能であるため，

***振戦**　手足や頭部または全身に起こるふるえのことをいう．パーキンソン病では安静時に強く出現し，動作時には消失・軽減することが特徴である．

***筋強剛**　筋緊張が亢進した状態であり，関節を他動的に動かすと抵抗する．屈曲・伸展の両方向に抵抗がみられ，抵抗の強さは他動運動の速度に関係なく一定である．

***無動**　随意運動の低下であり，動作緩慢，動作開始の遅延，動作の大きさの減少などがみられる．

***姿勢反射障害**　立ち直り反応や平衡反応が出現せず，動作時にバランスを崩し，転倒しやすくなる．

表14-1 ホーエンとヤールの重症度分類

1度	症状は一側性であり，歩行障害はみられない．
2度	症状は両側性であるが運動障害は軽度であり，歩行障害はないかあってもごく軽度である．
3度	姿勢反射障害が出現し，歩行障害もみられるが，日常生活は自力で可能である．
4度	機能障害が進行し日常生活の一部に介助が必要であるが，起立や歩行は何とか自力で可能である．
5度	自力で起き上がることができず，日常生活のすべてにおいて介助が必要である．

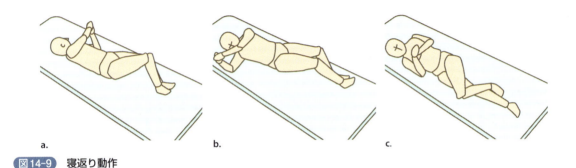

図14-9 寝返り動作

- 現在の日常生活の活動量の維持を目標とする．
- 筋力，関節可動域，バランス能力など，動作にかかわる基本的な要素に予備力をつけておくことで，症状進行に伴う運動機能低下を緩徐にできる．
- 速度変化や不整地，急激な方向転換などの応用動作，二重課題などの認知課題を付加した歩行練習は予備能力の更なる向上に有用である．

b. 中等度症例（3〜4度）
- 筋強剛や無動により体幹機能障害が出現し，体幹の可動性も低下する．
- on-off現象も著明となるため，on時とoff時の運動障害の違いを把握し，対応を考慮する．
- 動作の実行計画や二重課題が困難となるため，動作を区切り，具体的なわかりやすい指示を与えることが重要である．

▷1) 寝返り
- 体幹の可動性が低下しているため，部分的な回旋を行わず，体幹全体で丸太様に寝返りする．
- 両膝を立て，両上肢を天井に向かって伸ばし，上肢を左右に振りながら反動をつけ，「1，2，3」の掛け声と同時に寝返る方向に顔を向け，ついで上肢と下肢を同時に倒す（図14-9a, b）．
- 下肢を倒す代わりに，寝返る側と反対の足底でベッドを蹴りながら体幹を回旋する方法も有用である（図14-9c）．

▷2) 起き上がり
- 側臥位にて上側の上肢でベッド柵を把持し，やや腹臥位となるように体幹を回旋させながら引き寄せる（図14-10a）．

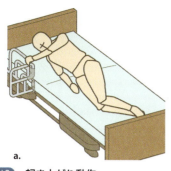
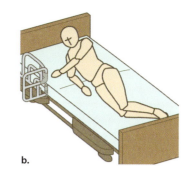

図14-10 起き上がり動作

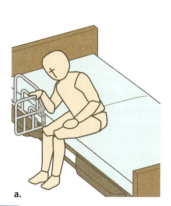
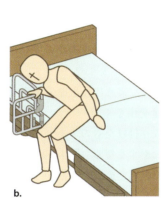
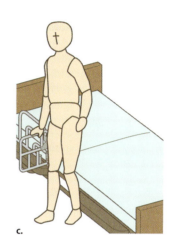

図14-11 立ち上がり動作

- 下側の前腕に体重を乗せ，上側の上肢をベッドから離し，手掌でベッドを押すようにして頭部，体幹の順にベッドから離す（**図14-10b**）.
- 下側の手掌でさらにベッドを押し，肘関節を伸展しながら前腕をベッドから離す．
- 体幹をさらに起こしながら，下肢をベッドから下ろす．

▷**3）ベッドからの立ち上がり**

- この時期にはパーキンソン病患者に特徴的な体幹の前屈姿勢がみられやすく，一見重心が前方に位置しているようにみえるが，骨盤は後傾しているため重心が後方に位置し，立ち上がりは困難である．ここでは介助バーを利用した方法を紹介する．
  ①殿部を前方に移動して浅く座り，骨盤を前傾させる（**図14-11a**）.
  ②両足を前後に位置する（**図14-11b**）．介助バーを把持した手で体を前方に引きつけ，おじぎをするようにして体幹を前屈し，前側の足底に体重をかける．
  ③介助バーを下方に押し，反対側の手は座面の横に着いてベッドを押しながら，殿部を座面から離して立ち上がる（**図14-11c**）.

▷**4）歩　行**

- この時期には徐々に歩行障害が出現し，歩幅が狭く足の運びが細かい**小刻み歩**

> **memo**
> 両足を揃えたまま立ち上がると，底屈方向へ力が入りやすくなり前方への体重移動が困難となる．両足を前後に位置すると，この力が減少して前方へ体重が移動しやすくなる．

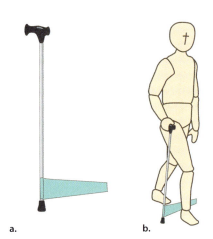

図14-12　歩行時の工夫の例　　a.　　b.

行や，歩き始めの一歩が出せない**すくみ足**がみられる．
- 外的刺激の利用：「1, 2, 1, 2, ・・・」のリズムに合わせて足を出したり，横に引いた線をまたぐように足を踏み出すなど，聴覚や視覚情報を与え外的刺激を利用すると足を出しやすくなる．図14-12aはT字杖の先に杖と直角になるように厚紙を取り付けたものであり，この厚紙をまたぐように指示すると，最初の一歩を出しやすくなる（図14-12b）．
- 歩行開始時に両足を揃えた位置から足を踏み出すことが困難であるが，足を前方へ出すよりも後方へ引く動作のほうが比較的容易である．したがって，まず片足を後方へ一歩引いて足を前後させ，ついで後方の足を前方へ踏み出すとよい．
- 立位では座位よりもさらに重心が後方へ移動しやすくなるため踵を補高し，下腿を前傾させる．最近では靴の中敷きの下に入れるだけで踵高が可能な商品が安価で手に入るため利用するとよい．
- 急激な方向転換を行わず，斜め前方へ横歩きをするように大回りをする．

c. 重症例（5度）
- この時期には，できるだけ寝たきり状態を避け，身体機能の低下を防ぐことが目標となる．
- すべてのADL動作に介助が必要であるが，過剰な介助は残存機能を低下させ，介助量の増大を招くおそれがあるため，どの程度の介助が必要であるかを評価し，必要な分だけ介助することが重要である．
- 座位生活を維持するために，1日で合計5～6時間の車いす座位を目標とする．
- 離床をスムーズに行うためには，関節可動域や筋力の維持が重要である．
- 関節可動域制限の主原因は運動範囲の減少であり，とくに上肢や肩甲帯，頸部や体幹，胸郭に制限が生じやすい．頸部や体幹の回旋は寝返りや起き上がりの際に重要であり，上肢や肩甲帯の可動性は上肢を用いたADL動作を行う際に重要である．
- 頸部が後屈位になると嚥下機能が低下する．胸郭の可動性低下により拘束性換

表14-2	ザンコリーの分類			
グループ	機能髄節レベル	残存運動機能	サブグループ	分　類
1. 肘屈曲可能群	C5	上腕二頭筋	A. 腕橈骨筋の機能なし	C5A
		上腕筋	B. 腕橈骨筋の機能あり	C5B
2. 手関節伸展可能群	C6	長・短橈側手根伸筋	A. 手関節背屈力が弱い	C6A
			B. 手関節背屈力が強い	
			I. 円回内筋，橈側手根屈筋，上腕三頭筋の機能なし	C6BI
			II. 円回内筋のみ機能あり	C6BII
			III. 円回内筋，橈側手根屈筋，上腕三頭筋の3つの筋の機能あり	C6BIII
3. 手指伸展可能群	C7	総指伸筋	A. 尺側指の完全伸展が可能	C7A
		小指伸筋 尺側手根伸筋	B. 全指の伸展が可能だが，母指の伸展力が弱い	C7B
4. 手指屈曲可能群	C8	固有示指伸筋	A. 尺側指の完全屈曲が可能	C8A
		長母指伸筋	B. 全指の完全屈曲が可能で，	
		深指屈筋	I. 浅指屈筋の機能なし	C8BI
		尺側手根屈筋	II. 浅指屈筋の機能あり	C8BII

[Zancolli E：Structural Dynamic Bases of Hand Surgery, p229-262, Lippincot, 1979より作成]
表中のあり・なしはMMT3を基準としている.

気障害が生じやすくなり，誤嚥性肺炎を引き起こす可能性が高くなる.
- 自律神経障害により，起立性低血圧を生じる場合があるため，自覚症状や顔色・血圧変化などにも留意して離床を行う必要がある.

C　脊髄損傷

1 活動制限の概要

- 脊髄損傷とは，脊髄神経がある髄節レベルで損傷し，運動機能や感覚機能が障害される疾患である.
- 重症度は損傷高位の分類としては四肢麻痺（頸髄損傷）と対麻痺（胸髄および腰髄損傷），損傷程度の分類としては完全麻痺と不全麻痺に分けられる.
- 損傷高位の評価にはASIAの評価法が国際標準となっており，わが国でも残存機能レベルの判定にはこの基準を用いている

ASIA：American Spinal Injury Association

- ザンコリー（Zancolli）の分類（**表14-2**）は，麻痺肢の機能再建術のために作成されたものであるが，残存筋とその作用が細かく関連づけられているため，各残存機能レベルで可能な運動をイメージするためによく用いられている.
- 制限されるADL内容や諸動作の実施方法は重症度により異なる．**表14-3**に残存機能レベル別のADL達成度を示す.
- 完全麻痺では運動機能や感覚機能の改善は期待できないため，残存機能レベルで獲得可能なADL動作と方法を予測し，動作練習や補装具や自助具，福祉機

表14-3　ADL到達度

残存機能レベル	電動車いす	車いす駆動	寝返り	起き上がり	移乗(ベッド-車いす)	更衣	排尿	排便	入浴	自動車運転
C3	○	—	—	—	—	—	—	—	—	—
C4	◎	—	—	—	—	—	—	—	—	—
C5A	◎	△	—	—	—	—	—	—	—	—
C5B	◎	○	△	△	△	△	△	—	—	—
C6A		◎	◎	○	○	○	○	△	△	△
C6B1		◎	◎	◎	◎	○	◎	○	◎	○
C6B2		◎	◎	◎	◎	◎	◎	◎	◎	◎
C6B3		◎	◎	◎	◎	◎	◎	◎	◎	◎
C7		◎	◎	◎	◎	◎	◎	◎	◎	◎
C8		◎	◎	◎	◎	◎	◎	◎	◎	◎

◎：ほぼ可能，○：半分ほどが可能，△：一部の者が可能
[戸渡富民宏ほか：脊髄損傷．理学療法ハンドブック，第4版，第3巻(細田多穂ほか編)，p.430，協同医書出版社，2010より引用]

memo

ASIAの評価法は残存する運動機能と感覚機能，障害の程度の評価から構成されている．運動機能は**表14-4**に示す10髄節レベルを代表する筋(key muscle)の筋力を徒手筋力検査(MMT)で検査し，感覚機能は28皮膚髄節の触覚と痛覚を検査する．障害の程度はASIA機能障害スケール(AIS)で評価する．これは運動機能と知覚機能の回復の程度をA〜Eの5段階で分類したものである．

表14-4　ASIAにおける運動レベル判定のためのkey muscle

C5	上腕二頭筋，上腕筋
C6	長・短橈側手根伸筋
C7	上腕三頭筋
C8	中指の深指屈筋
Th1	小指外転筋
L2	腸腰筋
L3	大腿四頭筋
L4	前脛骨筋
L5	長趾伸筋
S1	下腿三頭筋

器の利用を考慮する．
- 不全麻痺では損傷の程度により運動機能や感覚機能が改善する可能性があるため，潜在機能を最大限に引き出すための練習を行うと同時に補装具などを利用し，活動制限を減少させることを考慮する．

2 具体的練習・指導の考え方と方法

- 対麻痺では上肢機能にはほとんど支障がないため，ADL動作は車いすを使用す

C 脊髄損傷　169

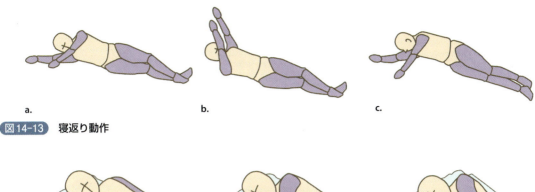

図14-13　寝返り動作

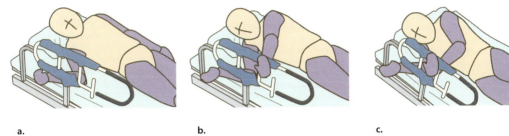

図14-14　ベッド柵を用いた寝返り動作

れば一般的には自立可能である．
- C8レベルは手指の屈曲が良好であるため，対麻痺と同じような動作獲得が可能である．そこで本項ではC8を対麻痺に含め，患者主体の自立型の動作練習のポイントについて，残存機能レベルの違いをふまえて解説する．

a. 寝返り
- 脊髄損傷患者では，上肢と頭頸部の回転から始まり，続いて上部体幹，下部体幹と尾側方向へ回転がつたわり，最後に下肢が回転して側臥位となる．
- 損傷高位が高いほど，自分で動かすことのできる部位が少なくなるため動作が困難となり，完全麻痺ではC6Aが自立の上限である（ベッド柵使用を含む）．
- 遠心力をうまく利用できるように上肢を振る．
- 上肢を十分に振ることができない場合には，手首に1kg程度の重錘バンドを巻くとよい．

▷1) ベッド柵のない場合
　①肘関節伸展位，肩関節屈曲90°にて両上肢を左右に数回振り，反動をつける．（図14-13a, b）．
　②寝返る側のやや頭側方向へ両上肢を大きく勢いよく，遠位部を遠くに投げ出すようなつもりで振り，同時に頭部を寝返る方向へ回旋し，側臥位となる．（図14-13c）．

▷2) ベッド柵のある場合
　①寝返る側の前腕を，あらかじめベッド柵に引っかけておく．（図14-14a）．
　②反対側の上肢を寝返る側へ大きく振り，ベッド柵に手関節や前腕を引っかける（図14-14b）．
　③両肘関節を屈曲するように力を入れて側臥位となる（図14-14c）．

memo
四肢麻痺ではベッド柵を握ることができないため，手関節の背屈筋（C6B～C7）や肘関節の屈筋（C5～C6A）を使用して上肢をベッド柵に引っかける．

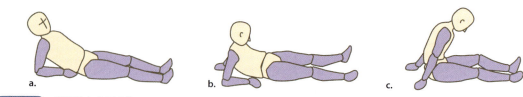

図14-15　背臥位から長座位

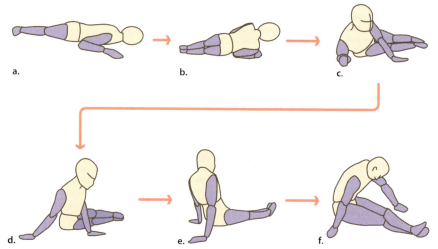

図14-16　腹臥位から長座位（肘関節伸展筋が利用できない場合）

b. 起き上がり

- 起き上がりは肘関節伸展筋を利用できないC6B1レベルの患者まで達成可能な動作である．ここでは肘関節伸展筋が利用できる場合のみ説明する．

▷1) 背臥位から長座位（肘関節伸展筋が利用できる場合）
　①頭頸部を屈曲すると同時に肩関節を伸展，内転して両肘支持位となる（図14-15a）．
　②一側の前腕に体重を移し，反対側の肘関節を伸展して後方へ手をつく（図14-15b）．
　③手をついた側の手掌に体重を移して反対側の肘関節を伸展し，両肘関節伸展位の長座位となる（図14-15c）．

▷2) 腹臥位から長座位
　①腹臥位で一側上肢の脇を閉めて肘関節を屈曲し，顔を反対側に向ける（図14-16a）．
　②反対側上肢の手掌で床を押しながら肘関節を伸展して体幹を床から離し，下方の上肢を肘支持とした側臥位となる（図14-16b）．
　③上方の手掌の位置を下肢に近づけ，体幹を屈曲しながら上方の手掌へ体重を移動する（図14-16c）．
　④下方の上肢の手掌で床を押しながら肘関節を伸展し，肘関節伸展位となる（図14-16d）．

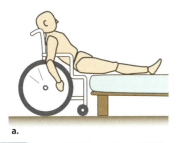 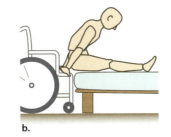 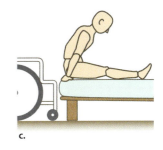

図14-17　車いすからベッドへの移乗

⑤次に後方の上肢で体重を支え前方の上肢を後方へ移動し両肘伸展位となる（図14-16e）．
⑥両上肢を殿部より前方についた長座位となる（図14-16f）．
⑦一側上肢の肘関節を伸展して体重を支え，反対側の上肢を後方について肘関節を伸展する．

c. 移乗動作
- 移乗動作ではプッシュアップ能力が重要である．
- 対麻痺では肘関節伸展と肩甲骨の下制により殿部を十分に浮かすことができるが，四肢麻痺ではこれが困難であり，さらに肘関節伸展筋が使用できるかどうかで動作方法が異なる．

> **memo**
> 膝関節伸展筋の作用が不十分な場合には，肘関節伸展位でロックして上肢の支持性を得ることを考える．たとえば長座位にて身体を支える際，手を前方へつく場合には指先が前外側を向くように肩関節を屈曲，外旋，外転位にし，後方につく場合には指先が後外側を向くように肩関節を伸展，外旋，外転位にするとよい．

▷車いすとベッド間の移乗
①前方移動
- 車いすからベッドに移動する際に行われる．
- 車いすをベッドに対して直角で近づけて両下肢をベッドに乗せた後，さらに車いすをベッドに近づけ，長座位の姿勢で前方に移動してベッドに移る．
- 対麻痺ではアームサポートを把持し，殿部を浮かせながら両上肢を後方へ押すようにし，その反作用で前方へ移動する．
- 四肢麻痺では車いす上で体幹を伸展して殿部を前方にずらし（図14-17a），肘関節伸展筋が利用できる場合には，アームサポートの下方に手掌を置いて車いすを後方へ押しながら殿部を前方へ押し出すように移動する（図14-17b）．
- 肘関節伸展筋が利用できない場合には，両上肢を殿部の側方について長座位を取り，頭部・体幹を勢いよく前方に屈曲すると同時に殿部を回旋しながら前方へ移動する（図14-17c）．

> **memo**
> フットサポートはスイングアウト式にし，車いすの座面とベッドの隙間をできるだけなくし，不十分な場合にはトランスファーボードを使用する．

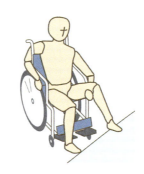

図14-18　下肢を持ち上げる際の工夫

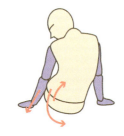
a.

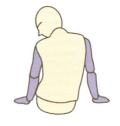
b.

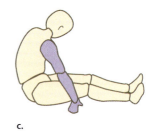
c.

図14-19　プッシュアップが困難な場合の後方移動

> **memo**
> 下肢をベッドに乗せる際に持ち上げた側に体幹が倒れ，バランスを崩すことがある．この場合には，反対側の上肢をハンドグリップに引っかけて行うとよい（**図14-18**）．

②後方移動
- ベッドから車いすに移動する際に行われる．
- 長座位の状態から殿部を後方へ移動して車いすに移る．
- 対麻痺では両上肢を殿部のやや後方に置き，殿部を後上方に引き上げるようにする．
- 四肢麻痺でプッシュアップにより殿部をわずかに浮かすことができる場合は，殿部の横に手をつき，プッシュアップした状態から殿部を後方に引きながら降ろすことを繰り返す．
- 殿部を浮かすことが困難な場合は，殿部よりもやや前方に肩関節外旋位で両手をつき，一側の上肢で床を押すと同時に体幹を反対側へ倒して片側の坐骨を浮かせた後，同側の骨盤を後方へ引くように体幹を回旋して坐骨を後方へ移動させる．この動作を左右交互に反復して後方へ移動する（**図14-19a, b**）．
- 上記の方法が困難な場合は，膝関節付近に肩関節外旋位で両手をついて肘関節を伸展位でロックし，頭部・体幹を前下方へ倒しながら両手で床を押し，殿部を後方へ移動させる（**図14-19c**）．

③側方移動
- 長座位での側方移動はC7が上限である．
- ベッドとの角度が30°程度となるように車いすを配置する．
- 両下肢をベッドに乗せたまま，殿部を側方へ移動して車いすに移る．
- トランスファーボードを使用すると，ベッドと車いすの座面の間の隙間をなくすことができ，また殿部を浮かせることが不十分な場合には殿部をすべらせて移動することができる．

- 端座位での側方移動は上肢筋力の強い若年対麻痺者が行うことがある.
- 両下肢をベッドから降ろして端座位となり，プッシュアップしながら殿部を側方へ移動して車いすに移る.

D 関節リウマチ

1 活動制限の概要

- 関節リウマチは多発性の関節痛と腫脹を主症状とする進行性炎症性関節疾患である. 炎症状態の軽減と増悪が繰り返されて，関節軟骨や骨の破壊から関節変形が起こる. 疼痛，運動制限，筋力低下が生じて動作や活動が阻害される. 最近では薬により，炎症や痛みの軽減に加え，病気の進行の抑制が可能になっている.
- ADL指導を行う際は，活動制限・参加制約をふまえた方法を選択することが必要となるが，とくに関節の保護をふまえた日常生活の動作指導が大切になる.
- 関節保護の原則は，疼痛に配慮して動作時に関節に急激な外力や持続的に過度の負担が加わらないようにすることである. 具体的には，①大関節を使う，②道具や自助具による代償を考える，③姿勢動作を指導するなどである（**図14-20**）. 動作に対する過度の努力を避けることが体力の消耗を防ぐことにもつながる.

2 具体的練習・指導の考え方と方法

a. 起き上がり動作

- ベッドでの起き上がり動作では，背臥位から片側の肘立ち位になることが多いが，体力の消耗が激しく，関節への負担も大きくなる.
- 方法としては，①両足をベッドから下ろし，片側の肘か前腕を支えにして起き上がる（**図14-21**），②片足をベッドの端や縁に引っ掛けて身体を起こす，③両下肢を挙上して，振り下ろす反動で起き上がる，などの種類がある. それぞれ，身体に負担がかかる部分が異なるため，対象者の能力をふまえた方法を選ぶ.

b. いすからの立ち上がり

- 下肢の筋力低下がある場合の立ち上がり動作は，上肢の力を利用して行うが，手や手指でいすやテーブルを押す際の負担を減らすために前腕を使って押すようにする（**図14-22**）.

c. 歩 行

- 下肢は膝関節の内反・外反変形，足部の偏平足や外反母趾などの変形がみられる. 歩行の際には補装具を使用することで関節の保護や荷重による疼痛の軽減をはかる.
- 膝関節の変形には膝装具，足部の変形にはアーチサポートを入れた靴などの装

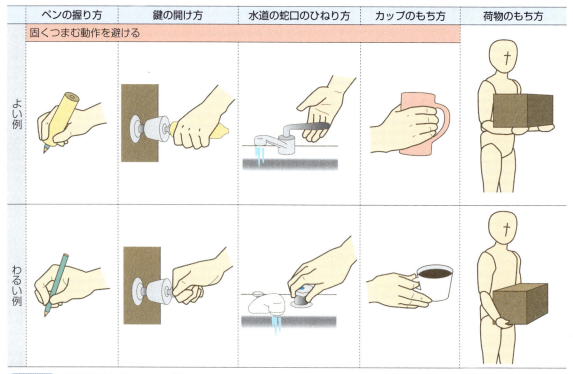

図14-20 関節保護を考えたADL動作の例

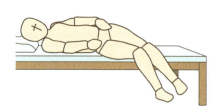

図14-21 両足を下ろしての起き上がり

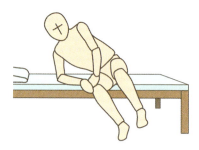

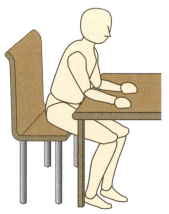

図14-22 テーブルを利用した立ち上がり

具を使用する．
- 杖は下肢の支持性に合わせて種類を選択する．関節リウマチにはプラットホーム杖（p.75，**図6-8**参照）が適応となるが，より軽量で上部を脇にはさんで荷

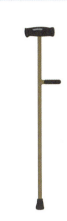

図14-23　関節リウマチ患者向けの軽量杖

重を分散する杖も使用しやすい（図14-23）.

d. 食事動作

- 上肢は，肘関節屈曲の可動域制限が起こりやすい．屈曲の制限により食物を口に運ぶ動作ができなくなるため，スプーンやフォークなどの工夫が必要になる．また，手・手指関節の変形による把持能力の低下に対して柄を太くするような工夫も必要になる（p.144，図12-14参照）.

e. 整容動作

- 食事動作と同様に上肢の可動域制限による問題が表れる．具体的には歯磨きや洗顔，髪をとかすなどであり，長い柄の歯ブラシやくしが使用される（p.145，図12-18参照）.
- 洗顔時の水道を利用する際にはレバー式の水道栓が使用しやすい.

f. 更衣動作

- 上肢の可動域制限によりシャツの袖を通すことや，手指の変形でシャツのボタンを通すことなどが困難になる．そのためにソックスエイド，ボタンエイド，リーチャーなどの自助具を使用して動作を可能にする（p.145，図12-19参照）.

g. トイレ動作

- トイレ動作は，座位姿勢に注意をする．下肢の支持性が低下している場合，便器から立ち上がる際の膝関節への負担を減らすために便座の位置を高くする．ほかに，手すりを使用して下肢への負担を減らすことも考える.

h. 入浴動作

- 入浴は温熱効果やリラックス効果があり，リウマチ患者には大切である．入浴動作の問題は，上肢の可動域制限により洗えない部位が生じることであり，対策として長い柄のブラシやループをつけたタオルを利用する（p.142，図12-13参照）.

i. 住環境整備

- 関節リウマチは女性に多く，炊事などの家事動作を行うことが多い．家事動作の制限が重度化した場合でも身体の負担を減らして，家事動作を続けることができるように台所の環境を整えていくことを考える．キャスター付いすでの作業，物の出し入れが楽に行える回転台，ワゴンを利用した物の移動など，道具

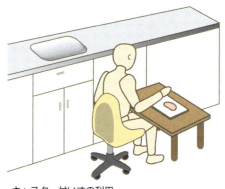

図14-24 炊事環境の工夫　　キャスター付いすの利用

の利用も必要である（図14-24）．

E　大腿骨頸部骨折

1 活動制限の概要

- 大腿骨頸部骨折は転倒などによって受傷し，70歳以降の高齢者に多い．なかでも大腿骨頸部骨折は関節内骨折であり骨癒合が難しく，偽関節や大腿骨頭壊死を生じることが少なくない．そのために治療法として人工骨頭置換術を選択することがある．
- 大腿骨頸部骨折では，人工骨頭置換術後の股関節脱臼の可能性があり，関節可動域の制限，下肢の筋力低下によるADLへの影響がみられる．
- 人工骨頭置換術後の脱臼しやすい動作は，股関節屈曲・内転・内旋が同時に含まれる複合的な動作である．この動作以外でも屈曲・内転・内旋個々の関節可動域が過剰になると危険性が増すために注意が必要である．患者の状態には差があるため，注意すべき肢位や可動範囲を知るために構造，および手術者の情報を確認しておく．
- 脱臼しやすい動作を日常生活の連続的な動作のなかで意識することは難しい．単純な動作ならば理解しやすいが，連続的な動作のなかでの運動方向はわかりにくく，危険性の高い動きを理解してもらう必要がある．

2 具体的練習・指導の考え方と方法

a. 寝返り動作

- 一般的な寝返り動作は，背臥位から側臥位，あるいはその逆方向を行う．この動作は，上半身と下半身の捻れが生じ，相対的に骨折側（患側）股関節の運動が危険な方向に位置することがある．
- 背臥位から側臥位までは，側臥位で上になる側の下肢を屈曲・内転させて行うことが多い．

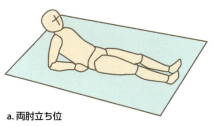 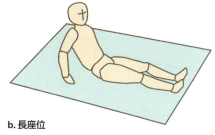

図 14-25　安全な起き上がり動作（背臥位→両肘立ち位→長座位）

　　　　　a. 両肘立ち位　　　　　　　　　　　b. 長座位

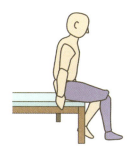

図 14-26　端座位からの立ち上がり動作（右が骨折側）

- 脱臼を避けるために両下肢は常にそろえ，三角マットなどをはさんだまま，やや外転位に保持して行う．

b．起き上がり動作
- 起き上がり動作も，身体の捻れを少なくして行う方がよい．背臥位から上体を起こして上肢を交互に後方に移し，肘立ち位から肘を伸展させて長座位になる方法を指導する．この方法は体幹の回旋が少なく，下部体幹および両下肢の動きが少ないため，股関節脱臼の危険性が低い（図14-25）．

c．端座位からの立ち上がり動作
- 立ち上がり動作は，①座位姿勢から体幹を前方に屈曲させる，②頭部を傾斜させることで重心を前方に移動させる，③座面から殿部を離し，体幹・股関節・膝関節の伸展を行いながら立位姿勢になる動作である．
- 骨折側への荷重は，殿部が座面から離れる際に最も大きくなる．
- 骨折側股関節屈曲の可動域は，座位姿勢から体幹を前屈させて，殿部が座面から離れる際に最も大きくなる．
- 指導は，骨折側への過度の荷重と骨折側股関節屈曲方向の過剰な可動域を制限する．
- 方法は，①殿部を前方に移動する，②非骨折側（健側）足部をやや手前に位置させる，③非骨折側下肢に荷重しながら立ち上がる，の順となる．加えて，両上肢で座面を押して身体を持ち上げるようにする．このときに体幹の前屈は少なくして行う（図14-26）．

d．床からの立ち上がり動作
- 骨折側下肢（とくに股関節）の可動域を小さくして，荷重量も少なくして行うようにする．

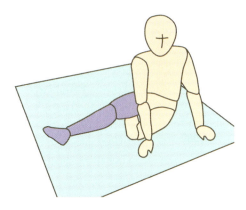 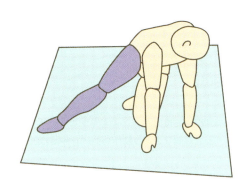

a. 骨折側下肢伸展位での横座位　　　　　　　　　　　b. 骨折側への荷重を少なくした高這い位

図14-27 床からの立ち上がり動作（長座位から行う方法，右側が骨折側）

- 方法は，①長座位から非骨折側股関節屈曲・外転，膝関節を屈曲する，②非骨折側方向に身体を回旋させて，両上肢を床につける，③両上肢と非骨折側膝を支えに，殿部を浮かせて骨折側下肢を伸展した横座位となる，④両上肢への荷重を増やして非骨折側膝を伸展させて，高這い位となる．⑤骨折側下肢への荷重は少なくしたまま，静かに起き上がり立位となる（図14-27）．

e. トイレ動作

- トイレ動作は，洋式便器を使用するほうが行いやすいので，こちらをすすめる．
- 便座からの立ち上がり動作の方法はいすからの立ち上がり動作と同様である．
- トイレ動作を支援する用具として，①補高便座，②簡易昇降便座，③便座，④ポータブルトイレなどがある（図12-12参照）．
- 便座からの立ち上がり動作だけでなく，下着の上げ下げの動作を楽に行うために，手すりを利用するほうがよい．

f. 入浴動作

- 入浴動作では，浴槽への出入りと浴室内での洗体の問題がある．
- 洗い場で使用する台座は低いものが多く，座面の高さを考慮したシャワーチェアーの利用を考える．
- 身体の洗体では，股関節屈曲の可動域制限により同側下肢の遠位は洗体が難しい部位となる．手が届きにくい部位は，柄の長いブラシなどを使用する．
- 浴槽の出入りは，浴槽の縁を越える動作が難しく危険性も高い．
- 指導は，①浴槽の縁に腰掛ける，②非骨折側下肢から縁をまたぎ，つぎに骨折側下肢を入れる，③浴槽から出るときは骨折側下肢から外に出る，となる．
- 浴槽と同じ高さのいすを利用すると行いやすい（図11-3参照）．

g. 住環境整備

- 高齢者に多い本疾患では，転倒などに配慮した家屋などの住環境の整備はとくに重要である．
- 家庭内での転倒要因は，①敷居などの段差につまずく，②ふとんや絨毯などに足をとられる，③床の上に置いたままの新聞紙ですべる，④風呂場や洗面所で

すべる，⑤着衣のすそを踏んでしまう，⑥立ち上がりや歩行の際につかまったものが動く，などである．これらの要因に対する注意とともに転倒を引き起こす要因を少なくする．

F　変形性膝関節症

1 活動制限の概要

■ 変形性膝関節症は関節軟骨の変性を基盤とした非炎症性の疾患である．中高年の女性に多く，日本人では内側型の関節症が多い．動作を始める際や立ち上がり・階段昇降などでの疼痛がみられ，進行するとともに関節可動域の制限もみられるようになる．

■ 膝関節は体重の支持だけでなく，立ち上がり動作，歩行にも重要な役割をもつ．変形性膝関節症の症状は関節部の疼痛，可動域制限，筋力低下などを示し，ADL動作の制限をもたらす．とくに畳上生活をする日本人は，多くのADLの制限がもたらされる．

■ 変形性膝関節症は，観血的な治療を行わなければ症状の根本的な改善は望めない．この場合の指導は，疼痛を避けて関節可動域が過大にならない方法を選択する．

2 具体的練習・指導の考え方と方法

a. 活動の準備

■ この疾患では，膝関節運動の開始時の疼痛や動きが緩慢になることが多い．動作を始める際は関節部を温めることや，自動運動を行ってから開始するようにする．

b. 床からの立ち上がり

■ 床からの立ち上がり動作は膝関節への負担が大きい動作であり，障害されやすい動作である．

■ 殿部を床から離し，膝を床から持ち上げて伸ばす際に負担が大きくなる．下肢の筋力低下があれば，さらに負担が大きくなる．

■ 上肢の支持力を利用することが大切であり，いすや踏み台，手すりのような安定した道具を利用する（**図14-28**）．

c. いすからの立ち上がり

■ いすからの立ち上がり動作は膝関節への負担が大きい．膝関節屈曲の可動域制限があると重心の前方への移動が困難になる．

■ 片側膝障害の場合は，非障害側下肢を手前に引くかたちにして，その下肢を軸に立ち上がるようにする．

■ 両側膝障害の場合は，上肢の筋力を利用して両下肢への負担を減らす．そのために，手すりや机などを利用する．膝関節の可動域制限を補うために座面が高いいすを使用する．

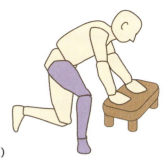

図14-28 台を利用した床からの立ち上がり（右が障害側）

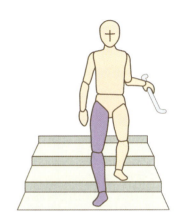

図14-29 手すりを利用した階段降り
（2足1段　右側が障害側）

d. 歩　行
- 長時間・長距離の歩行は疼痛が出現しやすいので避ける．
- 靴は接地時に足底が安定しているものを選び，ハイヒールは避ける．踵を支持するために月形しんがしっかりしているものを選ぶ．足底板の使用も考慮する．
- 杖の使用による下肢への負担軽減も考える（i. 杖・装具などの利用参照）．

e. 階段の昇降
- 階段昇降は膝関節への負担が大きく，疼痛により動作の障害がみられやすい．
- 片側膝障害の場合は，昇りでは支持性の高い非障害側から昇り，降りでは支持性の低い障害側から降りるようにする．
- 方法は，1足1段よりも両下肢への負担が少ない2足1段を行うようにする．
- 屋内では，できるだけ手すりなどの利用をすすめる（図14-29）．

f. トイレ動作
- トイレ動作は，便座からの立ち上がり動作で膝への負担が大きく，障害が表れやすい．
- 膝への負担を軽減するために手すりなどの利用を考える．

g. 更衣動作
- 更衣動作は，膝関節の可動域制限によるズボンや靴下，靴の着脱などが問題になる．
- 動作を立位で行うときは片足立ちになる場面があり，下肢の支持性の低下により転倒の危険性がある．立位での更衣動作を避けて，着座のまま行うようにする．

h. 入浴動作

- 入浴動作は，更衣の着脱，濡れた浴室内での立ち上がりや移動，浴槽への出入り動作時の不安定さが問題になる．下肢の疼痛や支持性の低下がある場合，浴室のような難しい環境では不安定さが増大する．
- 浴室内では洗体用のいすやシャワーチェアーを利用して，立ち上がり時の下肢への負担を減らす．
- 浴室内の濡れた床での移動は転倒の危険性が増すため，手すりの利用が望ましい．
- 浴槽への出入りは，浴槽にバスボードを置いて腰かけて行うようにする．それができない浴槽では，浴槽の縁をつかみ，支持性が低下している下肢から入り，反対側下肢から出るようにする．

i. 杖・装具などの利用

- 膝関節の負荷軽減や下肢支持性の低下の補填のために，杖や装具の利用を考える．
- 歩行時は，杖の使用により膝への負担を軽減することができる．片側の支持性の低下ではT字杖を使用する．両側の場合，両側に杖をつく場合もあるが，日常生活のなかで荷物をもつことを考えると，シルバーカーを利用するとよい（第6章参照）．
- 装具は，安定性の獲得，膝伸展位の保持，屈曲拘縮除去の目的で用いる．また保温効果も得られる．
- 膝装具としては，保温効果を目的としたサポーター（側方支柱付）や膝関節運動を補助する膝装具の使用も考える．
- 足装具は膝の内反変形に対して，外側ウェッジなどを用いる．膝の外側動揺性を軽減して，膝の安定性を高める．膝内側へのストレスを軽減し，側方動揺によって生じる膝痛を軽減する．

j. 生活指導

- 変形性膝関節症は立位や歩行時の荷重量で膝関節への負担が変わるため，体重増加による荷重量の増加は避けるようにする．生活指導の一環として，体重増加を防ぐための食事指導や運動指導も行う．
- 膝関節周囲を中心とした下肢筋力の維持・向上は，膝関節への直接的な負担を減らす目的からも大切になる．運動中の関節への負担を考慮しながら，適切な筋力強化練習を日常のなかで行うようにする．
- ほかにも日常生活上の注意点として，①正座やあぐらなどの和式生活を避けて洋式生活をすすめる，②重いものをもって長距離歩行をしない，③階段はなるべく使用しない，④身体を冷やさない，などを指導する．

G 大腿切断

1 活動制限の要因

- 大腿切断では，大腿部以下の下肢欠損による立ち上がりや歩行，および関連す

るADL動作などの活動制限がみられる．この活動制限により，参加制約にもつながることになる．

■ 高齢者の切断では，義足を装着せずに車いすの生活を中心にする人もいるが，多くの場合は大腿義足を装着して生活をする．大腿切断者のADLは大腿義足を装着して過ごすことを中心に考える．

■ 大腿義足装着者の生活の基本的な視点には，①切断者の身体機能はどの程度か，②身体と義足の適合に問題はないか，③大腿義足の機能はどのようなものか，が必要である．とくに③の大腿義足の膝継手機能は歩行や生活動作に大きく影響する．

② 具体的練習・指導の考え方と方法

a. 不良姿勢の予防

■ 日常生活に必要な基本的な身体機能の維持とともに，大腿義足の操作に必要な切断側の下肢機能の維持・改善が大切である．とくに筋力低下や関節可動域の制限を避けるようにする．

■ 切断により股関節周囲の筋力のアンバランスが生じ，股関節屈曲・外転・外旋位の関節拘縮を起こしやすい．関節拘縮はその後の義足の適合や装着において問題となり，ADLへの影響も大きくなる．日常のなかでは拘縮を助長するような姿勢（不良姿勢）を，できるだけ避けるようにする（**図14-30**）．

■ とくに背臥位や座位の姿勢に注意する．

b. 端座位からの立ち上がり動作

■ 立ち上がり時には義足の膝継手が屈曲しているため，義足側での支持は難しく，非切断側の下肢を中心に立ち上がる．座位姿勢から非切断側足部を義足足部より手前に引いた姿勢から非切断側の下肢に荷重をするようにして立ち上がる．

■ いすに座る動作は，同じ姿勢から非切断側の下肢に荷重して座る．

c. 床からの立ち上がり動作

■ 日本人は，畳上生活が多い．切断者でも床からの立ち上がり動作や床への座り動作は必要となることが多い．また，転倒時の立ち上りにも必要な動作である．

■ 方法は，長座位から四這い位になり，上肢で支持しながら非切断側を前に出して高這い位から立ち上がるようにする（**図14-31**）．

■ 畳などの和式生活では，義足の構造にターンテーブル機能があると，あぐらや正座が楽に行える．

d. 障害物を乗り越える

■ 溝をまたぐ，障害物を乗り越えるなどの動作は屋外での活動では欠かせない．

■ 方法は，①非切断側下肢から障害物を乗り越えて前方へ踏み出し，②つぎに義足で障害物を乗り越える，が一般的である（**図14-32**）．

e. 床の物を拾う

■ 床の物を拾う動作の方法は，義足を後方に引き，非切断側で荷重して支持する．続いて，体幹を前傾して股関節と膝関節を屈曲して物を拾う．その際に義足の爪先部は接地したまま屈曲する．

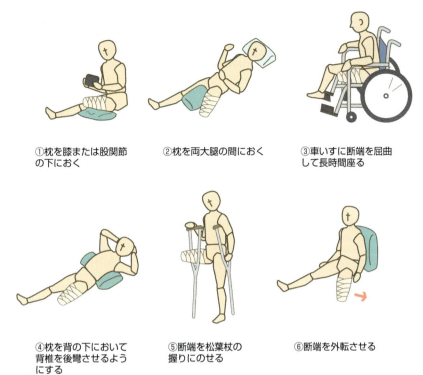

①枕を膝または股関節の下におく　②枕を両大腿の間におく　③車いすに断端を屈曲して長時間座る　④枕を背の下において背椎を後彎させるようにする　⑤断端を松葉杖の握りにのせる　⑥断端を外転させる

図14-30　大腿切断者の避けるべき肢位

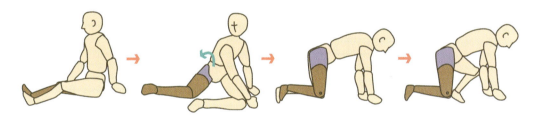

図14-31　床からの立ち上がり（右大腿切断）

f. 更衣動作
- 更衣動作は，ズボンの着脱が難しい動作となる．
- 方法は，義足側からズボンを通して，次に非切断側の足を通す．義足にターンテーブル機能があれば，義足を回旋させて足を組む姿勢がとれるため，義足をズボンに通しやすい．

g. 自動車
- 社会参加を進めるためには，車の運転が重要となる．
- 車の乗降時はシートを後方に引いてスペースを確保したうえで座り，非切断側下肢・義足を出し入れする．義足は大腿部を保持して動かす．
- 車の改造が必要な場合，片側切断ではクラッチペダルとアクセルの位置を変えることで運転を行う．両側切断ではノークラッチ式，ハンドルの回旋装置，手動式のアクセル・ブレーキを用いる．

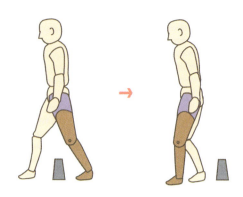

a. 非切断側から越える　　b. つぎに義足側を越える

図14-32　障害物の乗り越え（左大腿切断）

> **memo**
>
> **義足パーツの選び方**
> 近年の義足は，和式生活を楽にするターンテーブル，階段の1足1段を可能にするイールディング機構，歩行スピードに対応して義足を振り出せるインテリジェント義足など，さまざまな機能が開発されている．それぞれの切断者のADLおよび社会参加の内容に対応するような義足を選択し，適切な指導により安全な方法を行えるようにして社会生活を豊かなものにしていくことを心がける．

学習到達度自己評価問題

1. 脳卒中片麻痺の着衣動作の手順を説明しなさい．
2. 脳卒中片麻痺の階段昇降の手順を説明しなさい．
3. パーキンソン病患者の歩行練習を行う際のポイントについて説明しなさい．
4. C6レベル（肘関節伸展が困難）の頸髄損傷者の移動動作の指導ポイントについて説明しなさい．
5. リウマチ患者の関節保護を意識したADL指導を説明しなさい．
6. 大腿骨頸部骨折のADLで注意すべき動作を説明しなさい．
7. 変形性膝関節症のADLを制限する因子を説明しなさい．
8. 大腿切断者の避けるべき肢位を説明しなさい．

15 疾患別ADLの症例演習

症例1

脳梗塞（右前大脳動脈領域）により左麻痺を呈し，屋外歩行自立（階段昇降含む）を目指す症例

I 基本情報

1 全体像

【年齢・性別】60歳代・男性
【体格】身長161 cm，66 kg，BMI 25.5（軽度肥満）
【職業】無職（2年前に定年退職）
【主訴】左手と左足の動きが悪い．
【家族構成】妻（60歳代），キーパーソンは妻
【趣味】庭の手入れ，家庭菜園
【本人のHOPE】外を歩けるようになりたい．
【家族のHOPE】夜間のトイレが自分でできるようになって欲しい．
【家屋】持ち家，一軒家
【病前ADL】公共交通機関を用いた移動自立
- 玄関の上がりがまちの段差30 cm，洋式トイレ，寝具は布団，和式浴槽で深さ60 cm，手すりなし，玄関・トイレ・お風呂段差あり．

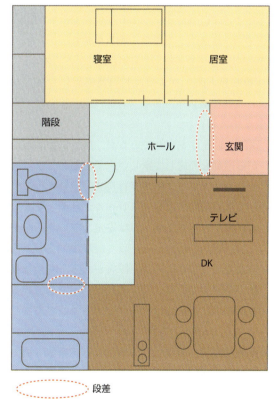

図15-1

II 医学的情報

【診断名】脳梗塞（右前大脳動脈領域）
【障害名】左片麻痺

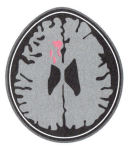
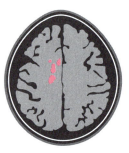

図 15-2

【現病歴】自宅内で倒れているところを発見され，救急搬送される．搬送先で脳梗塞と診断され，保存的加療を行う．第5病日よりリハビリテーションを開始し，第24病日に当院（回復期病院）へ転院した．

【既往歴】高血圧，不整脈，脂質異常症

【服薬状況】ノルバスク®（降圧薬），マイスリー®（睡眠導入薬），プルゼニド®（便秘薬），マグミット®（便秘薬）

【他部門情報】
- 医師：血圧は安定しているが，血圧に注意しながら運動を実施して欲しい．予後としては，杖と装具を使用した屋内歩行自立，屋外歩行については退院時では見守りレベルが目標となる．
- 看護師：バイタルサインは安定している．服薬は自己管理できている．
- 作業療法士：軽度の注意障害がある．左手は補助手レベルであり，ADL動作に利用できている．夜間のトイレ動作はポータブルトイレで自立している．
- 医療相談員：経済的な問題はなく，家族も協力的で自宅退院への意向は強い．住宅改修に関しても必要に応じて実施したいとのこと．

Ⅲ 理学療法評価（第87〜90病日）

1 全体像

- 小柄で肥満傾向の男性である．コミュニケーションに大きな問題は見受けられない．言語理解は良好であるが，病識の低下を感じさせる発言あり．理学療法に対して積極的であり，意欲は高い．

2 バイタルサイン（座位にて測定）

- 安静時血圧（140/78），脈拍数（71/分）
- 歩行後の血圧（164/82），脈拍数（94/分）

3 ブルンストロームステージ

- 左上肢 Ⅳ，左手指 Ⅳ，左下肢 Ⅳ
- 左下肢は膝屈曲位での足関節の背屈が可能であるが，随意的に動かせる範囲は可動域の半分程度．

4 反射検査

深部腱反射・病的反射

表 15-1

	右	左
上腕二頭筋反射	＋	＋＋
上腕三頭筋反射	＋	＋
腕橈骨筋反射	＋	＋
膝蓋腱反射	＋	＋＋
アキレス腱反射	±	＋＋
ホフマン反射	−	＋
トレムナー反射	−	＋
ワルテンベルク反射	−	＋
バビンスキー反射	−	−
膝クローヌス	−	−
足クローヌス	−	＋＋

5 筋緊張検査

安静時筋緊張：背臥位

①触診：すべて左側（麻痺側 [患側]）

亢進：大胸筋，上腕二頭筋，股関節内転筋群，腓腹筋

低下：三角筋，上腕三頭筋，腹筋群，大殿筋

②被動性検査：Modified Ashworth Scale

左上肢：肩関節屈曲・外転1＋，肘関節伸展1

左下肢：股関節外転1＋，足関節背屈1

6 感覚検査

(1) 表在感覚（右側を10として比較）

左上肢/左下肢：(8/10)
(2) 深部感覚
　　位置覚：上肢3/5，下肢4/5
　　運動覚：上肢3/5，下肢4/5

7 関節可動域

表15-2

		右	左
股関節	屈曲	130°	130°
	伸展	10°	5°
	外転	25°	10°
	内転	10°	10°
膝関節	屈曲	130°	110°
	伸展	0°	−5°
足関節	底屈	15°	10°
	背屈	15°	0°

8 徒手筋力検査（MMT）

右下肢（非麻痺側［健側］）
- 股関節屈曲4，伸展3，外転3，膝関節伸展4，その他5

9 認知機能

- ミニメンタルステート検査mini-mental state examination（MMSE）：27点（減点項目：記憶，計算）

10 注意機能

- trail making test-A：80秒（70歳前半カットオフ値63秒）

11 姿勢観察

立位・裸足（平行棒内）
　頭部伸展・頸部屈曲・左側屈
　胸椎後彎増強・腰椎前彎減少
　体幹右側屈・骨盤後傾・左回旋
　左股関節屈曲位
　左膝関節伸展位
　左足関節底屈内反位

12 姿勢反射検査

- 座位立ち直り反応
　頸部：左への外乱で乏しい．
　体幹：右への外乱で乏しい．

13 バランス検査

- ファンクショナルリーチテストfunctional reach test（FRT）：20 cm
- バーグバランススケールBerg balance scale（装具なし）：43点
- 減点項目：前方リーチ3点，拾い上げ3点，振り返り3点，360度方向転換2点，踏み台昇降2点，継ぎ足立位1点，片足立位1点

14 基本動作評価

寝返り：自立（右方向）
- 頸部・体幹の右回旋が先行し，その後，左下肢をベッドに押し付けることで骨盤が右回旋させ，側臥位となる．

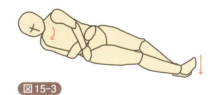

図15-3

立ち上がり：自立
- 脊柱を屈曲させて重心を前方へ移動させ，骨盤前傾が減少した状態で殿部を離床する．重心は右へ偏位し，右下肢中心に立ち上がる．

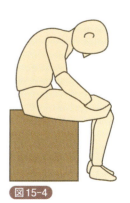

図15-4

15 歩行観察

- **屋内歩行自立**：T字杖，プラスチック短下肢装具2動作，前型歩行
- **10 m最大歩行**：14.1秒，26歩，0.7 m/秒
- **6分間歩行距離**：180 m（屋内）
- **歩容**：左立脚期での下肢の支持性は低下しており，立脚時間は短い．左立脚中期に骨盤の左側方移動・左回旋が大きい．左下肢の振り出しは，体幹右側屈し，骨盤は左回旋位から右回旋し，ぶん回し歩行となる．足クリアランスも低い．

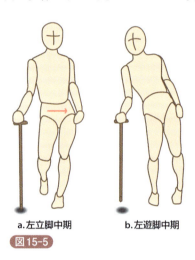

a. 左立脚中期　　b. 左遊脚中期

図15-5

16 ADL評価

- バーセルインデックスBarthel index（BI）：95/100点
- **減点項目**：階段昇降5点，口頭指示・見守りが必要

- 機能的自立度評価表functional independence measurement（FIM）：合計119/126点
- 運動項目84/91点，認知項目34/35点
- **減点項目**：排便6点（投薬），トイレ動作6（夜間ポータブルトイレを使用），浴槽移乗4点（麻痺側またぎ介助），移動6点（歩行補助具，装具使用），階段昇降5点（口頭指示・見守り），記憶6点

症例2
Pusher現象を呈する左麻痺の介助量軽減を目指す症例

I 基本情報

【年齢・性別】80歳代・女性
【体格】身長151 cm，57 kg，BMI 25（軽度の肥満）
【職業】専業主婦
【主訴】動けない．
【家族構成】長女夫婦と同居，キーパーソンは長女

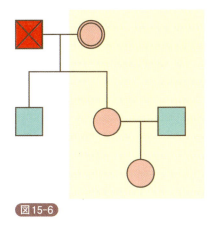

図15-6

【本人のHOPE】家に帰りたい．
【家族のHOPE】日中一人で過ごしてもらいたい．トイレに一人で行けるようになってもらいたい．
【ニーズ】トイレ動作の獲得，自宅内移動の獲得．
【家屋】持ち家，一軒家2階建て
- 寝室1階で布団使用，手すりなし，洋室トイレ，浴室の出入り口に段差4 cm，玄関上がりがまち15 cm

【病前ADL】
- 日中独居で，平日は家族の料理を担当していた．屋外歩行も自立しており，近所のスーパー（徒歩10分）まで歩行器（荷物の運搬）を利用していた．近隣の友人と週2回，介護予防体操を実施していた．

II 医学的情報

【診断名】視床出血

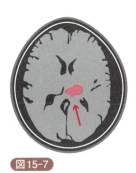

図15-7

【障害名】左片麻痺，高次脳機能障害
【現病歴】朝，意識消失しているところを長女が発見し，救急搬送され，視床出血と診断された．第4病日よりベッドサイドにて理学療法および作業療法が開始された．
【既往歴】高血圧，脂質異常症（いずれも60歳代から）
【服薬状況】アムロジピン®OD錠（降圧薬），オルメサルタン®OD錠（降圧薬），ウブレチド®錠（利尿薬），エブランチル®カプセル（利尿薬）
【他部門情報】
- **医師**：保存的加療を行っており，状態に合わせて離床を進めてきている．浮腫が軽減してくれば，機能は少しずつ回復してくる．近々，回復期病院へ転院予定．運動は，収縮期血圧200 mmHg以下で実施すること．
- **看護師**：日中臥床していることが多かったが，離床を進めており，車いすで過ごす時間が増えている．バイタルサインは安定している．
- **作業療法士**：上肢の麻痺は重度であり，随意性が向上すれば補助手を目指したい．ADL動作は，ほぼ介助が必要である．高次脳機能障害は改善傾向ではあるが，半側空間失認，身体失認，注意障害が認められる．立位の安定性向上が当面

の目標.
- **言語聴覚士**：口頭指示に対する理解は，ある程度可能．嚥下機能に問題ないが，食事動作は空間失認と注意の持続困難により介助が必要．
- **医療相談員**：回復期病院への転院手続き中である．

Ⅲ 理学療法評価（第28～30病日目）

1 全体像

- 看護師が車いすを押して来室．表情は硬い．指示理解はある程度可能．理学療法への意欲はみられる．

2 バイタルサイン

- 背臥位での血圧（126/68），脈拍数（80/分）
- 端座位での血圧（134/82），脈拍数（94/分）

3 上田式片麻痺機能検査

- 左上肢2，左手指1，左下肢2
- 左上下肢は随意収縮が可能になってきているが，関節運動は生じない．左手指は連合反応のみ．

4 反射検査

深部腱反射・病的反射

表15-3

	右	左
大胸筋	+	±
上腕二頭筋反射	+	±
上腕三頭筋反射	±	−
膝蓋腱反射	+	±
アキレス腱反射	+	±
ホフマン反射	−	+
トレムナー反射	−	+
ワルテンベルク反射	−	+
バビンスキー反射	−	+
膝クローヌス	−	+
足クローヌス	−	+

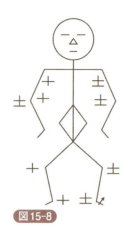

図15-8

5 筋緊張検査

安静時筋緊張：背臥位

- **触診**：左上下肢，腹筋群は低緊張．ただし，左大胸筋，左内転筋群のみわずかに硬い．

6 感覚検査

(1) 表在感覚（痛覚）：重度鈍麻
(2) 深部感覚：右下肢正常
　　　位置覚：左足趾0/5，左膝関節1/5
　　　運動覚：左足趾0/5，左膝関節1/5

7 高次脳機能検査

- **線分抹消試験**：左下部の見落としが多い．
- **線分二等分試験**：正中より4cm右偏位．
- MMSE：18/30点

8 疼痛

- 他動的に左肩関節屈曲，外転で左肩関節に疼痛あり．
- 左肩関節亜脱臼，肩峰-骨頭間2横指

9 関節可動域検査

- 右上下肢は著明な制限なし．
- 左肩関節屈曲120°P，外転100°P（Pは痛みが発生したことを表す）
- 左股関節・左膝関節は著明な制限なし．
- 足関節背屈（右/左：15/25）

10 徒手筋力検査（背臥位で右側のみ実施）

- 体幹屈曲2
- 下肢3～4レベル　検査肢位を取れないため推定値

11 姿勢観察

端座位：見守り

重心左偏位
頭部伸展
頸部屈曲・左側屈・右回旋
体幹屈曲・左側屈
骨盤後傾・左傾斜
右下肢で床を押して麻痺側に重心を偏位させている．

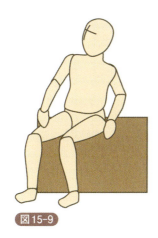

図15-9

立位：中等度介助

重心左偏位
頭部伸展，頸部屈曲・左側屈・右回旋
体幹屈曲・左側屈，骨盤後傾・左傾斜
右股関節外転
左膝関節屈曲
右足関節底屈，左足関節背屈
右下肢で床を強く押して麻痺側へ倒れる．

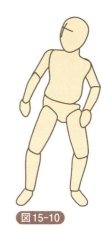

図15-10

12 基本動作評価

寝返り：軽介助（右方向）

- 左上肢を管理することなく，寝返ろうとする．口頭指示によって右手で左肘をもつことは可能．頭頸部の屈曲，右回旋は可能であるが，体幹の屈曲，右回旋は不十分なため，肩甲帯の回旋は少ない．体幹は右側屈を強め，骨盤帯の回旋は生じない．骨盤の回旋を介助することで寝返りは可能．

起き上がり：軽介助（側臥位から端座位）

- 右下肢で左下肢を押して両下肢をベッドから下ろす．その後，体幹の屈曲，右回旋が不十分であり，片肘立て位になるのは介助が必要．右片肘立て位の保持は可能．右肘伸展によるon hand，端座位までは見守りで可能．

移乗動作：軽介助（車いすからベッド，前方介助）

- 介助下で重心を前方に移動させると，右下肢の支持によって軽介助で殿部を離床できる．しかし，右股関節外転位で床を押し，右方向（ベッド）への重心移動に強く抵抗する．

13 ADL評価

■ BI

表15-4

項　目	備　考
食　事	介助によって食器を移動すれば自分ですべて食べることができる.
ベッド移乗	起き上がり困難. 立ち上がりは協力動作あり.
整　容	歯磨き粉を歯ブラシにつけてもらえば歯磨き可能. 洗顔, 整髪は声掛けが必要. 化粧は未実施.
トイレ動作	トイレ移乗, 衣服の着脱で介助必要.
入　浴	全介助.
移　動	車いす操作も見守りが必要.
階段昇降	未実施.
更　衣	上衣更衣は車いす座位にて見守りで可能. 下衣更衣は全介助.
排便自制	整腸薬を使用しているものの排便コントロール良好.
排尿自制	おむつ使用で2日に1回程度失禁する.

■ FIM

表15-5

項　目	備　考
食　事	介助によって食器を移動すれば自分ですべて食べることができる.
整　容	歯磨き粉を歯ブラシにつけてもらえば歯磨き可能. 手洗い, 洗顔, 整髪は声掛けで可能. 化粧は未実施.
清　拭	身体の30%程度は洗えている.
上衣更衣	車いす座位にて見守りで可能.
下衣更衣	全介助.
トイレ動作	立位でのズボンの上げ下げは全介助.
排尿管理	オムツ使用で2日に1回程度失禁する.
排便管理	整腸薬を使用している排便コントロール良好で直近1週間で失敗はない.
ベッド移乗	引き上げと回転動作で介助が必要.
トイレ移乗	引き上げと回転動作で介助が必要.
浴槽移乗	未実施.
歩行・車いす	車いす駆動が50 m以上可能であるが, 左側にある障害物に衝突することがあり, 介助が必要.
階　段	未実施.
理　解	基本的欲求に関しては, 繰り返しなどを行えば理解できている.
表　出	簡単な内容であれば, 短い言葉で話すことができる.
社会的交流	直近の1週間で怒ったり, 泣いたりすることが複数回あった.
問題解決	左半側無視のため, 何度も衝突することがあった.
記　憶	よく会う人, 日課は覚えている. 依頼については, 時々忘れる.

症例3

腰痛を呈する左大腿骨頸部骨折後人工骨頭置換術を施行した症例
—脱臼肢位と腰痛に配慮した基本動作の獲得を目指して—

I 基本情報

- 【年齢・性別】80歳代・女性
- 【体格】身長154 cm，42 kg，BMI 17.7（痩せ型）
- 【職業】専業主婦
- 【主訴】体重をかけると左足が痛い．腰が痛い．
- 【家族構成】夫（80歳代）と2人暮らし，キーパーソンは長女（近所）
- 【趣味】合唱のサークル活動（徒歩15分）．
- 【本人のHOPE】元通りになりたい．
- 【家族のHOPE】外を歩けるようになって欲しい．
- 【家屋】持ち家，一戸建て
  - 玄関の上がりがまちの段差40 cm，和式トイレ，寝具は布団，和式浴槽で深さ80 cm，玄関・トイレ・お風呂に手すりなし．
- 【病前ADL】家事はすべて行っていた．買い物は，夫と徒歩10分程度のスーパーに行き，荷物は夫がもっていた（腰痛のため）．

II 医学的情報

- 【診断名】左大腿骨頸部骨折（Garden分類 stageⅢ），左人工骨頭置換術後（図15-11, a），変形性腰椎症（図15-11, b），骨粗鬆症
- 主な侵襲筋：大腿筋膜張筋，梨状筋，外旋筋

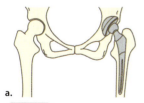
a.
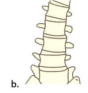
b.
図15-11

- 【現病歴】自宅内の段差につまずき転倒し，救急搬送にて当院入院となる．受傷直後から左股関節周囲の痛みが強く，起立・歩行は不可能であった．第2病日後，左人工骨頭置換術を施行し，手術翌日より理学療法開始となった．
- 【既往歴】第1腰椎圧迫骨折（1年前，保存的治療），高血圧．
- 【服薬状況】ロキソニン®（消炎鎮痛作用），ムコスタ®（胃粘膜保護作用），フロモックス®（抗菌作用），リクシアナ®（抗凝固作用）
- 【血液データ】

表15-6

項　目	検査値	標準値
総タンパク質（g/dL）	5.8	6.7～8.3
アルブミン（g/dL）	3.1	3.8～5.3
CRP（mg/dL）	3.5	0.3以下
Dダイマー（μg/dL）	9.5	1.0以下
ヘマトクリット（％）	35.4	37.0～47.0

- 【他部門情報】
  - 医師：後方侵入法を用いた．術中屈曲130°，内旋40°で脱臼を確認．外旋筋は切離．術後より全荷重可能．術後3週で杖歩行にて自宅退院予定．
  - 看護師：病棟ADL，見守りまたは一部介助．起居動作や移乗動作でふらつきは少ない．下衣更衣に介助が必要．病棟生活では，ベッドで臥床していることが多い．
  - 医療相談員：経済的に問題なし．長女が介護保険など申請予定．住宅改修予定．

III 理学療法評価（術後第7～9日目）

1 全体像

- やせ型の女性．発語などしっかりしており，理学療法に対して意欲的である．ただし，大きな声で質問しないと聞き直すことがある．

② バイタルサイン（安静時）

- 血圧（130/70），脈拍数（76/分），呼吸数（16/分）

③ 認知機能検査

- 長谷川式簡易知能スケール：24点
- 減点項目：記憶，計算，逆唱，物品記銘

④ 疼痛（numerical rating scale）

- **安静時痛**：腰背部（2/10），左股関節外側部（3/10）
- **動作時痛**：左股関節屈曲時に左股関節外側（6/10）
  寝返り時に腰背部（5/10）
  荷重時に腰背部（4/10）・左股関節外側（6/10）

⑤ 視診・触診

- 左術創部周囲に腫脹，熱感あり．
- 左下腿に浮腫あり．

⑥ 形態測定

表15-7

下肢長（cm）	右	左
棘果長	68.0	68.5
転子果長	61.0	61.0
大腿長	31.0	31.0
下腿長	30.0	30.0

表15-8

周径（cm）	右	左
膝蓋骨上縁	35.0	35.0
膝蓋骨上縁5 cm	37.0	36.0
膝蓋骨上縁10 cm	40.0	38.0
膝蓋骨上縁15 cm	43.5	41.0
下腿最大周径	32.0	31.0
下腿最小周径	20.0	19.0

⑦ 関節可動域

表15-9

		右	左
体 幹	屈曲	30°	
	伸展	10° P	
	側屈	25°	25° P
	回旋	20° P	15° P
股関節	屈曲	130°	80° P
	伸展	10°	−10° P
	外転	25°	10° P
	内転	10°	0° P
	外旋	40°	35°
	内旋	40°	−
膝関節	屈曲	150°	130°
	伸展	0°	0°
足関節	背屈	20°	20°
	底屈	50°	50°

P：痛み

⑧ 筋 力

表15-10

		右	左	備考
体 幹	屈曲	2		
股関節	屈曲	4	2 P	
	伸展	3	2 P	背臥位にて測定
	外転	2	2 P	背臥位（右3）
	内転	2	2 P	背臥位（右3以上）
	外旋	4	2 P	
	内旋	4	−	左は脱臼肢位
膝関節	屈曲	4	3	
	伸展	4	4	右＞左
足関節	背屈	4	4	右＞左
	底屈	2	2	座位（左右3以上）

P：痛み

⑨ 筋緊張検査

触診：右に比べ左の内転筋群が硬い．
右に比べ左の大腿筋膜張筋が硬い．
腹筋群の低緊張．

⑩ 感覚検査

表在感覚・深部感覚：左右ともに正常．

11 深部腱反射

正常：左右差なし．

12 姿勢観察

安静立位姿勢：荷重検査；右 24 kg，左 18 kg
 体幹左側屈
 骨盤右側方偏位，左傾斜
 右股関節内転位
 左股関節外転位
 左足関節回内位

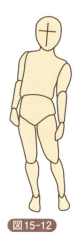
図 15-12

13 動作観察

【寝返り】自立（右側のみ）．腰痛増強．
- 外転枕を利用し，頸部と体幹の屈曲・右回旋後，遅れて骨盤の右回旋が生じる．

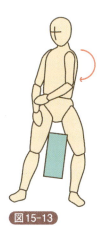
図 15-13

【立ち上がり】見守り．
- 重心は右に偏位し，右手でベッドを押し，骨盤の前傾と左股関節の屈曲が少ない状態で右下肢中心に殿部離床する．

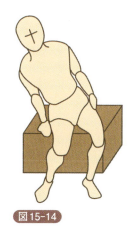
図 15-14

【歩行】サークル歩行器にて見守り．
- **10 m 歩行**：17.5 秒，25 歩
- 左立脚期では両上肢で歩行器のハンドルを強く押し，免荷している．右立脚期に比べ左立脚期の時間は短縮している．左荷重応答期から左立脚後期にかけて体幹と骨盤が左傾斜し，デュシェンヌ歩行となる．

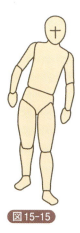
図 15-15

14 バランス検査

- FRT：10 cm
- バーグバランススケール：36 点
- **減点項目**：立ち上がり 3 点，着座 3 点，前方リー

チ3点，移乗2点，閉脚立位3点，拾い上げ2点，振り返り3点，360度方向転換2点，段差昇降0点，タンデム立位3点，片足立ち2点．

15 ADL評価

- **BI**：75/100点
- **減点項目**：移乗10点，入浴0点，階段昇降0点，更衣5点

- **FIM**：合計97/126点
  運動項目64/91点，認知項目33/35点
- **減点項目**：清拭4点（下肢部分介助），下衣更衣4点（部分介助），トイレ動作6点（手すり使用），ベッド移乗5点（見守り），トイレ移乗5点（見守り），浴槽移乗0点（未実施），移動5点（車いす），階段昇降0点（未実施），記憶5点

症例4

人工肘関節置換術後の関節リウマチ患者に対するIADL動作拡大を目標とした症例

I 基本情報

【年齢・性別】70歳代・女性
【体格】身長151 cm，40 kg，BMI 17.5（低体重）
【職業】専業主婦
【主訴】手術した右肘が痛い．
【家族構成】夫（70歳代）と長男（独身）．キーパーソンは夫であり，協力的．
【趣味】料理，友人とのカラオケ．
【本人のHOPE】痛みの少ない生活をしたい．
【家族のHOPE】手術前と同じように自分のことは自分でできるようになって欲しい．
【家屋】マンション5階（EVあり），持ち家．
- 玄関の上がりがまちの段差10 cm，洋式トイレ，寝具はベッド，和洋折衷型の浴槽（深さ50 cm）玄関，トイレ，お風呂に手すり設置済．

【病前ADL】屋外歩行はフリーハンドで短距離自立．家事動作は実施していたが，疼痛が強いときは夫が行っていた．

II 医学的情報

【診断名】慢性リウマチ（Steinbrocker stageⅢ，classⅢ），右人工肘関節置換術後

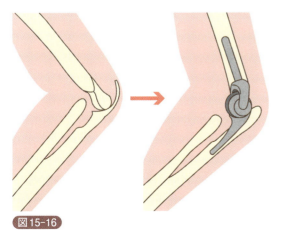
図15-16

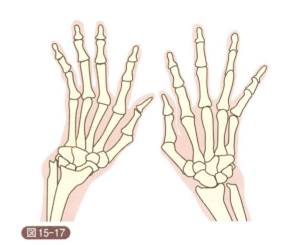
図15-17

【現病歴】50歳代にリウマチを発症．リウマチ専門のクリニックにて投薬治療を行っていた．しかし，徐々に関節破壊が進行し疼痛が増強したため，手術目的にて当院を外来受診し，手術となった．術後2日より肘関節の機能改善およびADL拡大を目標に理学療法，作業療法を開始した．
【既往歴】両人工膝関節置換術（3年前，2年前）
【血液．生化学検査】（術後5日）
WBC 100,100/μL，RBC 350万/μL，Hb 9.4 g/dL，TP 5.4 g/dL，Alb 3.0 g/dL，CRP 5.0 mg/dL
【服薬状況】（術前）リウマトレックス®（抗リウマチ薬），セレコックス®（NSAIDs）
【他部門情報】
- 医師：術後2週は副子固定を行う．術後3日より前腕の自動運動による回内・外，術後1週より自動運動による肘関節の屈伸，術後2週より他動運動による肘関節の屈伸可能．側方への安定性に注意し，可動域は徐々に拡大する．目標角度は15〜130°程度．侵襲筋は上腕三頭筋．また，術前に手指や手関節の疼痛の訴えがあったため，負担がかからない自助具を選んでほしい．術後4週で退院予定．

- **看護師**：バイタルサインは安定している．服薬は自己管理可能．日中，夜間ともに疼痛は軽減している．トイレ動作は，移動も含めて自立．
- **作業療法士**：現在，手指・手関節の疼痛はない．ただし，変形により手指の巧緻性は低下している．家事動作の希望は強く，自助具を選定予定．

Ⅲ 理学療法評価（第15～17病日目）

1 全体像

- 看護師の見守りで，歩いて来室．小柄な女性．
- 明るく話し，コミュニケーションは良好．理学療法には慣れている様子．

2 バイタルサイン（座位にて測定）

- 安静時血圧（130/74），脈拍数（72/分）
- 歩行後の血圧（152/82），脈拍数（94/分）

3 視診・触診

- 右肘関節：腫脹，熱感
- 手指：Z変形，示指スワンネック変形，中・環指ボタン穴変形，尺側偏位

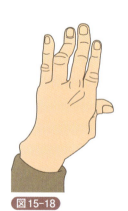
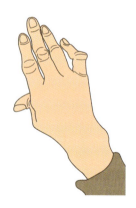

図15-18

4 疼痛

- 右肘関節：安静時痛（2/10），肘関節伸展時の自動運動時の痛み（5/10）
- 手指：現在，疼痛はないが，術前は（4/10），左股関節荷重時痛（2/10）

5 感覚検査

- 表在感覚，深部感覚ともに正常．

6 関節可動域検査

表15-11

		右	左
肩関節	屈曲	120°	120°
	伸展	20°	30°
	外転	95°	90°
肘関節	屈曲	110°	140°
	伸展	−40°	−20°
前腕	回内	75°	80°
	回外	85°	85°
手関節	掌屈	20°	35°
	背屈	30°	40°
股関節	屈曲	100°	90°
	伸展	0°	0°
	外転	25°	25°
	内転	20°	15°
	外旋	40°	30° P
	内旋	40°	20° P
膝関節	屈曲	110°	115°
	伸展	0°	−10°
足関節	背屈	10°	10°
	底屈	20°	20°

P：痛み

- 手指：左右の中指と環指のPIP関節は伸展制限．DIP関節は過伸展．

7 筋力検査

- 握力：（右/左）：8 kg（P）/11 kg

表15-12 徒手筋力検査（MMT）

		右	左	備考
肩関節	屈曲	4	4	
	伸展	3P	4	右：術創部の疼痛
	外転	4	4	
肘関節	屈曲	3	4	
	伸展	2P	4	右：術創部の疼痛
前腕	回内	3	4	
	回外	3	4	
体幹	屈曲	3		
股関節	屈曲	4	4	
	伸展	3	3	背臥位の別法で測定
	外転	3	3	
	内転	3	3	
膝関節	屈曲	4	4	
	伸展	4	4	右＞左
足関節	背屈	4	4	右＞左
	底屈	2	2	

P：痛み

8 認知機能検査

- MMSE：28点（減点項目：記憶，計算）

9 姿勢観察（立位・裸足［平行棒内］）

頭部伸展・頸部屈曲・右側屈
胸椎後彎増強・腰椎前彎増強
体幹右側屈・骨盤前傾
両肘関節屈曲位
両股関節屈曲位・内転．内旋
両膝関節伸展位
両足関節底屈位・回内位

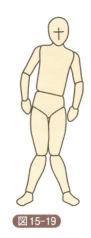

図15-19

10 基本動作評価

- **起き上がり**：自立．左側臥位から左片肘立ちになった後，両下肢をベッドから下ろし，起き上がる．
- **立ち上がり**：自立．両手をベッドに押し付けて，体幹の前傾が少ない状態で立ち上がる．

11 歩行評価

- **屋内歩行**：フリーハンド自立
- **屋外歩行**：T杖にて見守り，50 m程度可能．

12 バランス検査

- FRT：10 cm
- バーグバランススケール：48点
  減点項目：前方リーチ3点，踏み台昇降3点，継ぎ足立位1点，片足立位1点

13 ADL評価

FIM

表15-13

項　目	備　考
食　事	自助具を利用すれば自立.
整　容	歯磨きは左手で柄が長く太くブラシ使用で疼痛なく実施可能. 手洗い, 洗顔(左手), 整髪(左手・柄の長いブラシ), 化粧は左手で自立.
清　拭	長い柄のブラシを使用して, 身体の80%程度は洗えている.
上衣更衣	ボタンの着脱に時間を要する.
下衣更衣	リーチャーを使用して自立.
トイレ動作	ズボンの上げ下げは左手中心に実施して自立. 立ち上がりでは手すり使用.
排尿管理	自立
排便管理	自立
ベッド移乗	自立
トイレ移乗	自立
浴槽移乗	見守り
歩行・車いす	屋内歩行50 m, フリーハンドで自立.
階　段	左手の手すり使用で見守り.
理　解	問題なし
表　出	問題なし
社会的交流	問題なし
問題解決	問題なし
記　憶	問題なし

- **手段的日常生活活動**（調理動作）：右手で包丁を使用する際, 疼痛が生じ, 強く握ることができなかった.

参考文献

第1章：総 論

1) 伊藤利之，鎌倉矩子（編）：ADLとその周辺―評価・指導・介護の実際―，医学書院，1994
2) 上田　敏：リハビリテーション医学の世界―科学技術としての本質，その展開，そしてエトス―，三輪書店，1999
3) 千住秀明（監）：日常生活活動（ADL），第2版，神陵文庫，2007
4) 千住秀明（監）：理学療法学概論，第4版，神陵文庫，2013
5) 千野直一，安藤徳彦（監・編）：リハビリテーションMOOK 9　ADL・IADL・QOL，金原出版，2004
6) 土屋弘吉ほか（編）：日常生活活動（動作）―評価と訓練の実際―，第3版，医歯薬出版，1992
7) 奈良　勲（監）：日常生活活動学・生活環境学，第4版，医学書院，2012

第2章：ADL評価とその実際①ADL評価の概要と評価法

1) 伊藤利之，鎌倉矩子（編）：ADLとその周辺―評価・指導・介護の実際―，第2版，医学書院，2003
2) 奈良　勲（監）：日常生活活動学・生活環境学，第4版，医学書院，2012
3) 岩谷　力，飛松好子（編）：障害と活動の測定・評価ハンドブック―機能からQOLまで―，南江堂，2005
4) 内山　靖ほか（編）：臨床評価指標入門―適用と解釈のポイント―，協同医書出版社，2003
5) 土屋弘吉ほか（編）：日常生活活動（動作）―評価と訓練の実際―，第3版，医歯薬出版，1992
6) Moskowitz E, McCann CB：Classification of disability in the chronically ill and aging. J Chronic Dis **5**：342-346, 1957
7) Katz S et al：Studies of illness in the aged. The index of ADL：a standardized measure of biological and psychosocial function. JAMA **185**：914-919, 1963
8) Lawton MP, Brody EM：Assessment of older people：self maintaining and instrumental activities of daily living. Gerontologist **9**：179-168, 1969
9) McCabe MA, Granger CV：Content validity of a pediatric functional independence measure. Appl Nurs Res **3**（3）：120-122, 1990

第3章：ADL評価とその実際②動作分析の視点

1) 奈良　勲（監）：臨床動作分析，医学書院，2001
2) 井口恭一：イラスト　わかりやすい移動のしかた，第3版，三輪書店，2006
3) 中村隆一（編）：基礎運動学，第6版，医歯薬出版，2002
4) 中村隆一（編）：臨床運動学，第3版，医歯薬出版，2004
5) 中村隆一ほか（編）：運動学実習，第3版，医歯薬出版，2003
6) 内山　靖ほか（編）：計測法入門　計り方，計る意味，協同医書出版社，2005

第4章：ADL評価とその実際③バーセルインデックス（BI）

1) Mahoney FI, Barthel DW：Functional evaluation：The Barthel Index. Md Med J **14**：61-65, 1965
2) Granger CV, Greer DS：Functional status measurement and medical rehabilitation outcomes. Arch Phys Med Rehabil **57**：103-109, 1976
3) Granger CV et al：Outcome of comprehensive medical rehabilitation. Arch Phys Med Rehabil **60**：145-154, 1979

4) Granger CV et al：Stroke rehabilitation；Analysis of repeated Barthel Index measures. Arch Phsys Rehabil **60**：14-17, 1979

5) 正門由久ほか：脳血管障害患者の回復期リハビリテーションに関する研究―全国調査のoutcome―．リハ医学**38**：239-241，2001

6) 正門由久ほか：脳血管障害のリハビリテーションにおけるADL評価―Barthel Indexを用いて―．総合リハ**17**：689-694，1989

7) Hsieh RL et al：Disability among the elderly of Taiwan. Am J Phys Med Rehabil **74**：45-53, 1995

8) 石田　暉ほか：リハビリテーション科専門医の関与の有無と患者のアウトカム―ADL改善度，ADL改善率および自宅退院率との関連―．リハ医学**42**：232-236，2005

9) 千坂洋巳ほか：無作為抽出法を用いて求めた在宅中高齢者のADL標準値．リハ医学**37**：523-528，2000

第5章：ADL評価とその実際④機能的自立度評価法（FIM）

1) Granger CV et al：Functional assessment scales：a study of persons with multiple sclerosis. Arch Phys Med Rehabil **71**：870-875, 1990

2) Granger CV et al：Functional assessment scales：a study of persons after stroke. Arch Phys Med Rehabil **74**：133-138, 1993

3) Granger CV et al：Functional assessment scales：a study of persons after traumatic brain injury. Am J Phys Med Rehabil **74**：107-113, 1995

4) 才藤栄一ほか：脳卒中患者の新しい評価法FIMとSIASについて．医学のあゆみ**163**：285-290，1992

5) 千野直一（編）：脳卒中患者の機能評価SIASとFIMの実際，シュプリンガー・フェアラーク東京，1997

6) 辻　哲也ほか：入院・退院時における脳血管障害患者のADL構造の分析―機能的自立度評価法（FIM）を用いて．リハ医学**33**：301-309，1996

7) 園田　茂，千野直一：能力低下の評価法について．リハ医学**30**：491-500，1993

8) 千野直一（監訳）：FIM医学的リハビリテーションのための統一データセット利用の手引き（原書第3版），慶應義塾大学医学部リハビリテーション科，1991

9) Sandstrom R et al：Discharge destination and motor classification system. Discharge destination and motor function outcome in severe stroke as measured by the functional independence measure/function-related group classification system. Arch Phys Med Rehabil **79**：762-765, 1998

10) Heinemann AW et al：Prediction of rehabilitation outcomes with disability measures. Arch Phys Med Rehabil **75**：133-143, 1994

11) 里宇明元ほか：こどものための機能的自立度評価法（WeeFIM）．総合リハ**21**：963-966，1993

12) 横井輝夫ほか：痴呆の重症度とADLの項目別難易度との関連．理学療法学**32**：83-87，2005

第9章：基本動作③床上移動・車いす移動

1) 大橋正洋（監）：生活の場における移動の援助，p.2-10，p.102-180，医歯薬出版，2006

2) 松原勝美：移動補助具　杖・松葉杖・歩行器・車いす，第2版，金原出版，2009

3) 齋藤　宏ほか：姿勢と動作，ADLその基礎から応用，第3版，p.84-110．メヂカルフレンド社，2010

4) 廣瀬秀行：移動と生活支援．理学療法**21**：1265-1270，2004

5) 井口恭一：イラスト　わかりやすい移動のしかた，第4版，三輪書店，2015

6) 山本康稔ほか：腰痛を防ぐ　らくらく動作介助マニュアル，p.184-189，医学書院，2002

7) 鶴見隆正，隆島研吾（編）：日常生活活動学・生活環境学，第5版，p.95，医学書院，2017

8) 柴　喜崇，下田信明（編）：PT・OTビジュアルテキスト ADL，p.124，136，137，139，羊土社，2015

9) 石川　朗ほか（編）：15レクチャーシリーズ　理学療法・作業療法テキスト 臨床運動学，p.4，5，104，105，中山書店，2015

参考文献　203

10）なごや福祉用具プラザ：福祉用具ハンドブック これで安心！！　買う前に読む福祉用具の選び方，第3版，大井企画，2013
11）国土交通省：ハンドル形電動車椅子の鉄道利用要件の見直しについて〈https://www.mlit.go.jp/common/001229394.pdf〉（最終アクセス2019年7月）
12）上杉雅之（監）：イラストでわかる人間発達学，p.18，医歯薬出版，2015
13）細田多穂（監）：シンプル理学療法学作業療法学シリーズ，人間発達学テキスト，p.77，南江堂，2014
14）Bergt Engström：からだにやさしい車椅子のすすめ，車椅子ハンドブック，p.135-140，三輪書店，1994

第11章：身の回り動作
1）土屋弘吉ほか（編）：日常生活活動（動作）―評価と訓練の実際―，第3版，医歯薬出版，1992
2）伊藤利之，鎌倉矩子（編）：ADLとその周辺―評価・指導・介護の実際―，第2版，医学書院，2003
3）杉本　淳，米本恭三：ADL―動作障害の特徴と対応（1）整容動作．J Clin Rehabil 7：308-313，1998
4）田中尚文，園田　茂：ADL―動作障害の特徴と対応（2）食事動作．J Clin Rehabil 7：426-433，1998
5）岡﨑哲也，蜂須賀研二：ADL―動作障害の特徴と対応（3）衣類着脱動作．J Clin Rehabil 7：522-527，1998
6）小山祐司，出江紳一：ADL―動作障害の特徴と対応（5）排泄動作．J Clin Rehabil 7：734-739，1998
7）室生　祥，栢森良二：ADL―動作障害の特徴と対応（6）入浴動作．J Clin Rehabil 7：930-934，1998
8）安藤徳彦：日常生活動作訓練のテクニック．総合リハ20：921-926，1992

第13章：住環境整備
1）岩槻紀夫（編）：生活環境論，第3版，南江堂，2003
2）木村哲彦（監）：生活環境論―生活支援の視点と方法―，第6版，医歯薬出版，2010
3）野村みどり（編著）：バリアフリーの生活環境論，第3版，医歯薬出版，2004
4）野村　歓，橋本美芽（監）：住環境のバリアフリーデザインブック，彰国社，2003

第14章：疾患別ADL指導
1）長澤　弘：パーキンソン病．エビデンスに基づく理学療法，第2版（内山　靖編），p.88-105，医学書院，2015
2）日本整形外科学会診療ガイドライン委員会，大腿骨頸部／転子部骨折ガイドライン策定委員会（編）：大腿骨頸部／転子部骨折診療ガイドライン，南江堂，2005
3）神野哲也，森田定雄：大腿骨頸部骨折のリハビリテーション総説．MED REHABIL 36：1-9，2003
4）対馬栄輝：下肢関節障害患者のADL―主に関節可動域障害との関連．理学療法Mook8，p.124-134，三輪書店，2001
5）細田多穂（監）：シンプル理学療法学シリーズ日常生活活動学テキスト，南江堂，2011
6）伊藤利之，鎌倉矩子：ADLとその周辺，第2版，医学書院，2008

索 引

和文索引

あ・い

アームサポート 79, 80

いざり移動 107
移乗介助機器 138
移乗動作 18, 88, 89, 191
いす座位 100
移動動作 18, 88, 91
移動補助具 72
移動用リフト 138

う

運動学的見方 94
運動麻痺 157

え

衛生面 133
嚥下 127, 128

お

応用歩行 122
大振り歩行 121
起き上がり 96, 191, 199
オフセット杖 72

か

介護負担度 56
介護保険 152
　　──制度 27, 154
　　──適用 146
介護用ベッド 138
介護予防 150
介助バー 139
介助用車いす 79
外的刺激 166
家具調型のポータブルトイレ 141
下肢機能 28
片手駆動式車いす 78
片手用爪切り 144
カッツインデックス 30, 46
活動 7

活動制限 150
カナディアンクラッチ 75
過用症候群 17
過用性筋損傷 17
簡易昇降便座 141, 178
感覚障害 157
環境因子 8
　　──のリスト 8
慣性の法則 111
関節リウマチ 173, 197
完全麻痺 167

き

起居動作 18, 88, 89, 93
機能的自立度評価法 27, 32, 46, 55
基本的ADL 125
基本動作 85
キャスター 80, 84, 111, 112, 113
キャスター上げ 110, 112, 114
　　──の原理 111
客観的QOL 13
共同運動 109
筋強剛 163

く

駆動 110, 111
グリップ 72, 110, 112, 113
車いす 78
　　介助用── 79
　　片手駆動式── 78
　　──移動 110
　　──クッション 81
　　──最小旋回スペース 156
　　──採寸 82
　　──チェックポイント 83
　　──メンテナンス 83
　　自走用── 78
　　手動式── 78
　　スポーツ用── 79
　　前輪駆動式── 78

け

痙性 109
ケニー式セルフケア評価 28, 46
健康関連QOL 14

健康状態 7

こ

更衣動作 133
　　──用自助具 145
交互引きずり歩行 120
高次脳機能障害 157
合成重心線 111
拘束性換気障害 166
誤嚥性肺炎 128, 166
五感 126
股関節脱臼 176
小刻み歩行 165
国際障害分類 7, 21
国際生活機能分類 7, 21, 135, 150
個人因子 8
個人衛生 132
個性 133
骨指標 43
骨盤の前方回旋の減少 158
子どものための機能的自立度評価法 32, 56
小振り歩行 121
コミュニケーション 65
　　──と視覚 28
誤用症候群 17

さ

座位でのいざり移動 109
サイドレール 139
座位保持 99
　　──装置 101
左大腿骨頸部骨折 193
参加 7
参加制約 150
ザンコリーの分類 167
三次元動作解析装置 43
残存機能レベル 169
3点歩行 122

し

シーティング 83, 101
シート 79
支援的要素 29
時期別ADL評価 26

205

支給限度基準額　152
自己効力感　15
支持基底面　39, 86, 94, 95
四肢麻痺　167
自助具　18, 143
姿勢反射障害　163
姿勢保持動作　86
自走用車いす　78
支柱　72
質的評価　23
している ADL　25, 27, 95
社会的認知　65
尺貫法　154
車輪　80
シャワーチェアー　178
住環境整備　18, 149
重心の位置　39
住宅改修　152, 154
　　──費　152
主観的 QOL　13
手段的日常生活活動　6, 125
手動式車いす　78
順序尺度　24
除圧　99
障害高齢者の日常生活自立度（寝たきり度）　27, 36, 85
障害者総合支援法　71
乗降時用簡易スロープ　114
上肢機能　28
常時 2 点支持歩行　116, 120
床上移動　107
　　──の種類　107
　　──の目的　107
畳上生活　182
踵接地　41
初期接地　41
食事動作　126
褥瘡　101
自立　46
自立支援　150
シルバーカー　72, 78
神経生理学的見方　94
人工骨頭置換術　176, 193
人工肘関節置換術　197
心身機能　7
振戦　163
身体運動機能　4
身体構造　7
身体状況　28
人的環境要因　26
心理学的見方　94
心理の要因　25

炊事動作用自助具　145
すくみ足　165
すべり止めマット　143
スポーツ用車いす　79
スライディングボード　138
スローパンク　83

背上げ機能　140
生活関連動作　4
生活リズム　133
正常歩行　115
精神障害　126
静的基本動作　86
整容動作　132
　　──用自助具　145
世界保健機関　7
脊髄損傷　167
背抜き　140
背這い移動　107
セルフエフィカシー　15
セルフケア　43, 58, 125
全介助　46
前輪駆動式車いす　78

咀嚼　127, 128
ソックスエイド　144, 175

た
体軸内回旋　95
大車輪　110, 111
代償動作　158
大腿義足装着　182
大腿骨頸部骨折　176
大腿骨頭壊死　176
大腿切断　181
タイヤゴム　83
高這い移動　107, 108
多脚杖　73
立ち上がり　101, 187, 195, 199
端座位　100
段差解消機　137
段差の解消　153

ち
知的障害　126
中立的用語　7
長座位　100

対麻痺　167
杖　72
　　──の長さ　74
杖先　73
　　──ゴム　73

ティッピングレバー　81, 110, 112
ティルト機能　101
テーブル　139
手押し車　78
できる ADL　25, 27, 95
天井効果　46

トイレ動作　128
道具的 ADL　125
動作観察　37, 38
動作分析　37, 38
同時引きずり歩行　120
動的基本動作　88
徒手筋力検査　24, 168
トップダウン過程　37
トランスファーボード　89, 138

日常生活活動　1, 3
　手段的──　6, 125
日常生活自立度
　障害高齢者の──　27, 85
　認知症高齢者の──　36
2 点 1 点交互支持歩行　116, 120
2 点歩行　121
日本リハビリテーション医学会　4
入浴台　143
入浴動作　130
入浴用いす　143
認知症高齢者の日常生活自立度　36

寝返り　94, 187, 191, 195
寝たきり度　27, 85

脳梗塞　185
脳卒中　11, 157
脳卒中機能障害評価セット　68

索　引　207

パーキンソン病　163
バーセルインデックス　27, 45, 47, 188, 197
　　──自己評価表　54
　　──の尺度　48
　　──の評価項目　48
バーセルスコア　52
ハーフターン　112
背景因子　8
排泄コントロール　61, 128
　　──の障害　128
排尿・排便機能　28
排尿・排便自制　128
廃用症候群　17, 18, 99, 151
白杖　74
バックサポート　79, 112
腹這い移動　107, 108
バランス能力　162
ハンドリム　80, 110, 111
ハンドル形電動車いす　114

膝歩き移動　107, 108
肘這い移動　107
ピボットターン　112
標準型車いす　78
標準的ADL　125
比例尺度　24

福祉用具　137
　　──購入費支給　146
　　──貸与　146
不全麻痺　167
プッシュアップ　109
　　──能力　171
プッシング　109
物的環境要因　25
フット・レッグサポート　80
物理医学　2
部分介助　46
プラットホームクラッチ　75
フルターン　112
ブルンストロームステージ　24
ブレーキ　80
フレーム　80
分回し歩行　115

平行棒内歩行　116

米国環境保護庁　13
変形性膝関節症　179
便座　140, 178

ホーエンとヤールの重症度分類　163, 164
ポータブルトイレ　140, 141, 178
歩行　115, 187, 195
歩行器　72, 76, 77
歩行車　72, 77
補高便座　141, 178
歩行補助具　72
補装具　18, 71
ボタンエイド　144, 175
ボトムアップ過程　37

マズローの5段階欲求階層説　13
マットレス　138
松葉杖　72, 74, 75, 76
　　──歩行　119
麻痺側肩甲骨の後退　158

身だしなみ　132
見た目　132
身なり　133
身の回り動作　4, 18, 43, 125

虫ゴム　83
無動　163

名義尺度　24

有効幅員　154

要介護度　36
浴室内での移動　130
浴槽台　143
浴槽内昇降機　143
浴槽への出入り　130, 131
浴槽用手すり　143
四つ這い移動　107, 108
4点歩行　121

ランチョ・ロス・アミーゴ方式　41
ランドマーク　43

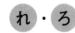

リーチャー　144, 175
理学療法　1
　　──研究　23
　　──の過程　16
　　──プログラム　22
力学的見方　94
リクライニング式車いす　78
離床　99
リハビリテーション医学　3
リハビリテーション総合実施計画書　9
リフティング　89, 92
量的評価　23
両用スプーン　143

連合反応　109

老研式活動能力指標　32
ロートンのIADLスケール　31
ロフストランドクラッチ　75

欧文索引

A

activities of daily living（ADL）　1, 21, 125
activities parallel to daily living（APDL）　4
ADL（activities of daily living）　1, 21, 125
　　──概念形成　1
　　──指導　18
　　──の実用性　24
　　──の状況　36
　　──の範囲　4
　　──評価　4, 21, 26
　　──評価の目的　22
　　──標準値　54
　　──練習　18
基本的──　125
している──　25, 27, 95
できる──　25, 27, 95
道具的──　125
標準的──　125

American Spinal Injury Association（ASIA） 167
APDL（activities parallel to daily living） 4
ASIA（American Spinal Injury Association） 167
　——の評価法　167

Barthel index（BI） 27, 45, 47, 188, 192
base of support　94
BI（Barthel index） 27, 45, 47, 188, 192
Brunnstrom stage　24
burden of care　56

ceiling effect　46
cerebrovascular attack（CVA） 11
cooting　107
crawling　107
creeping　107
CVA（cerebrovascular attack） 11

dependent　46

excretory functions　28

FIM（Functional Independence Measure） 27, 46, 55, 188, 192
　——項目別自立度　67
　——の認知項目　65
　——の評価項目　57
Functional Independence Measure for Children（WeeFIM） 56
Functional Independence Measure（FIM） 27, 46, 55, 188, 192
fundamental components of movement　93

hauling　107

IADL（instrumental activities of daily living） 6
ICF（International Classification of Functioning, Disability and Health） 7, 21, 22, 135, 150
　——の概念　8
　——の構造　7
　——の定義　8
　——の理念　7
ICIDH（International Classification of Impairmants, Disabilities and Handicaps） 7, 21, 22
independent　46
instrumental activities of daily living（IADL） 6
International Classification of Functioning, Disability and Health（ICF） 7, 21, 22, 135, 150
International Classification of Impairmants, Disabilities and Handicaps（ICIDH） 7, 21, 22

Kenny self care evaluation　28

lower limb functions　28

manual muscle testing（MMT） 24, 168
Maslowの5段階欲求階層説　13
MMT（manual muscle testing） 24, 168
MOS 36-Item Short-Form Health Survey（SF36） 14

on elbow　96
on hand　96
on-off現象　163, 164

PEDI（pediatric evaluation of disability inventory） 33, 34
pediatric evaluation of disability inventory（PEDI） 33, 34

physical condition　28
physical medicine　2
physical therapy　1
PULSESプロフィル改訂版　28
Pusher現象　189

QOL（quality of life） 12
　——の概念　12
　客観的——　13
　健康関連——　14
　主観的——　13
quality of life（QOL） 12

rehabilitation medicine　3

seating　83, 101
self-help　143
sensory components　28
SF-8（SF8 Health Survey） 14
SF8 Health Survey（SF-8） 14
SF36（MOS 36-Item Short-Form Health Survey） 14
shuffling　107, 109
SIAS（Stroke Impairment Assessment Set） 68
Stroke Impairment Assessment Set（SIAS） 68
support factors　29

T字杖歩行　116

upper limb functions　28

WeeFIM（Functional Independence Measure for Children） 32
WHO（World Health Organization） 7
with help　46
World Health Organization（WHO） 7

Zancolliの分類　167

シンプル理学療法学シリーズ

日常生活活動学テキスト　改訂第3版

2011年1月15日	第1版第1刷発行	監修者　細田多穂
2014年3月10日	第1版第4刷発行	編集者　河元岩男，坂口勇人，村田　伸
2014年12月10日	第2版第1刷発行	発行者　小立健太
2018年8月10日	第2版第3刷発行	発行所　株式会社 南 江 堂
2019年9月5日	第3版第1刷発行	〒113-8410　東京都文京区本郷三丁目42番6号
2025年2月10日	第3版第4刷発行	☎(出版)03-3811-7236　(営業)03-3811-7239

ホームページ https://www.nankodo.co.jp/

印刷／製本 真興社

装丁　node（野村里香）

Activities of Daily Living
© Nankodo Co., Ltd., 2019

定価は表紙に表示してあります.
落丁・乱丁の場合はお取り替えいたします.
ご意見・お問い合わせはホームページまでお寄せ下さい.

Printed and Bound in Japan
ISBN 978-4-524-24578-9

本書の無断複製を禁じます.

[JCOPY]〈出版者著作権管理機構 委託出版物〉
本書の無断複製は，著作権法上での例外を除き禁じられています. 複製される場合は，そのつど事前に，出版者著作権管理機構（TEL 03-5244-5088，FAX 03-5244-5089，e-mail: info@jcopy.or.jp）の許諾を得てください.

本書の複製（複写，スキャン，デジタルデータ化等）を無許諾で行う行為は，著作権法上での限られた例外（「私的使用のための複製」等）を除き禁じられています. 大学，病院，企業等の内部において，業務上使用する目的で上記の行為を行うことは私的使用には該当せず違法です. また私的使用であっても，代行業者等の第三者に依頼して上記の行為を行うことは違法です.